W0255965

ATLAS DER ÄTIOLOGISCHEN UND EXPERIMENTELLEN SYPHILISFORSCHUNG

MIT UNTERSTÜTZUNG

DER

DEUTSCHEN DERMATOLOGISCHEN GESELLSCHAFT

HERAUSGEGEBEN

VON

ERICH HOFFMANN

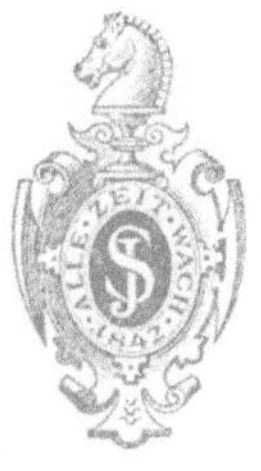

BERLIN

VERLAG VON JULIUS SPRINGER

1908

ISBN 978-3-642-49461-1   ISBN 978-3-642-49743-8 (eBook)
DOI 10.1007/978-3-642-49743-8
Softcover reprint of the hardcover 1st edition 1908

DEM ANDENKEN

FRITZ SCHAUDINNS

VORWORT.

Obschon die Lehre von der Pathologie, der klinischen Diagnostik und Behandlung der Syphilis während des verflossenen Jahrhunderts bis ins kleinste durchgearbeitet und bis zu einem hohen Grade der Vollkommenheit entwickelt worden ist, läßt sich doch nicht leugnen, daß die Syphilisforschung zu Beginn des neuen Jahrhunderts auf einen toten Punkt gelangt war, weil alle Bemühungen, das Dunkel der Ätiologie dieser so evident kontagiösen Krankheit aufzuhellen, wieder und wieder zu Mißerfolgen und Enttäuschungen geführt hatten. Mutlos hatten sich deshalb viele der besten Forscher von dem Problem der Ursache der Syphilis abgewandt, und in weiten Kreisen hatte immer mehr die Überzeugung Platz gegriffen, daß die Syphilis eine nur dem menschlichen Geschlecht eigene, auf Tiere nicht übertragbare und daher dem Experiment nicht zugängliche Krankheit, und das sie verursachende Lebewesen mit den bekannten optischen und parasitologischen Methoden nicht auffindbar sei.

Da kamen im Jahre 1903 Metschnikoff und Roux auf den glücklichen Gedanken, die bei andern Tieren so vielfach vergeblich angestrebte Übertragung des syphilitischen Giftes auf anthropomorphe, dem Menschen in biologischer Hinsicht so außerordentlich nahestehende Affen zu versuchen, und hatten damit einen alle Erwartungen weit übertreffenden Erfolg, indem sie schon nach kurzer Zeit zeigen konnten, daß dies geheimnisvolle Virus beim Schimpansen nicht nur haftet, sondern auch dieselben Erscheinungen in etwa der gleichen Zeitfolge wie beim Menschen hervorbringt. An diese wichtige Entdeckung, die allerdings, wie man jetzt erst erkannt hat, bezüglich der niederen Affen nicht ganz ohne Vorläufer gewesen ist, schlossen

sich nun eine Reihe von Arbeiten an, welche die Übertragbarkeit
der Syphilis zunächst auf niedere Affen und später auch auf einige
andere Tiere (bes. Kaninchen) unzweifelhaft erwiesen. So ward es
möglich, eine Anzahl bis dahin nicht gut angreifbarer Fragen experimentell zu prüfen und das Vorhandensein des syphilitischen Virus in
der Randzone gummöser Herde, die Infektiosität des Blutes in verschiedenen Krankheitsphasen und vieles andere endgültig festzustellen.

Die Entdeckung von Metschnikoff und Roux hatte aber noch
eine andere bisher nicht genügend hervorgehobene und doch nicht zu
unterschätzende Bedeutung: Sie brachte wieder neues Leben in die
seit langer Zeit stockende oder sich auf unfruchtbaren Bahnen
bewegende Frage nach der Ursache der Syphilis, indem sie an Stelle
der alten Mutlosigkeit wieder Vertrauen und hier und da den
Glauben erweckte, daß nun auch das Problem der Ätiologie mit
mehr Aussicht auf Erfolg in Angriff genommen werden könnte. Ist
es doch Tatsache, daß jetzt das Suchen nach dem Erreger der
Syphilis an verschiedenen Orten wieder mit erneutem Eifer begann,
und sicherlich mehr als ein Zufall, daß die große Entdeckung
Schaudinns, die das tiefe Dunkel dieser eigenartigen Krankheit
mit einem Schlage lichtete, so schnell auf die Funde der franzö-
sischen Autoren folgte.

Wie bekannt, fand Schaudinn bei gemeinsamer Arbeit mit mir
im März 1905 zunächst in syphilitischen Sekreten, dann aber auch
im Gewebssaft völlig geschlossener Sklerosen und Papeln und im
Punktionssaft indolenter Drüsen und später der Milz eine außerordentlich feine, durch bestimmte Eigenschaften wohl charakterisierte
und von den bis dahin bekannten Arten gut unterscheidbare
Spirochaete, der er den Namen Spirochaete pallida gab. Welch
ungeheures Aufsehen diese von uns in drei schnell aufeinander folgenden Veröffentlichungen niedergelegten Befunde in aller Welt erregten,
welche Fülle von fast durchweg bestätigenden Arbeiten sie zur Folge
hatten, und wie außerordentlich befruchtend sie nach den verschiedensten Richtungen hin wirkten, ist allgemein bekannt und
braucht hier nicht näher ausgeführt zu werden.

Ebenso frisch lebt aber in unserer Erinnerung auch der tiefe
Schmerz, den der jähe Tod dieses genialen Mannes in aller Welt

erregte, dieses ausgezeichneten Forschers, dem auch die Biologie und Protozoenkunde eine Reihe weittragender Entdeckungen verdankt, und der gerade, als er von großen allgemeinen Gesichtspunkten aus die Erforschung der Spirochaeten- und Trypanosomenkrankheiten in Angriff genommen hatte, mitten aus vollster Schaffenskraft im Alter von nicht ganz 35 Jahren am 22. Juni 1906 uns entrissen wurde.

Von allen Zweigen der medizinischen Wissenschaft ist gewiß die Dermatologie durch diesen unersetzlichen Verlust am schwersten betroffen worden, die von Schaudinns Genius noch so vieles erwarten durfte, die aber nie vergessen wird, daß er ihr die größte aller Fragen gelöst und Unzähligen ein weites neues Arbeitsfeld erschlossen hat. So ist es verständlich, daß gerade die Deutsche Dermatologische Gesellschaft auf ihrem Kongreß zu Bern (September 1906) den Beschluß faßte, dem Entschlafenen zum Zeichen dauernder Dankbarkeit ein literarisches Denkmal zu setzen.

Wird auch sein Name ohne eine solche Ehrung für alle Zeiten fortleben, so mögen doch diese Blätter dazu beitragen, späteren Geschlechtern zu zeigen, wie gewaltige Fortschritte die Syphilisforschung dank der großen Entdeckung Fritz Schaudinns nach langem Stillstande in einer kurzen Zeitspanne gemacht hat.

Berlin, den 22. Juni 1907.

ERICH HOFFMANN.

EINLEITUNG.

Der Atlas der ätiologischen und experimentellen Syphilisforschung verdankt seine Entstehung einmal dem Umstande, daß ich während meiner Studien über die Ursache der Syphilis eine Anzahl bemerkenswerter Befunde im Bilde habe festhalten lassen, um sie gelegentlich meines Referates auf dem IX. Kongreß der Deutschen Dermatologischen Gesellschaft in Bern zu demonstrieren, und ferner dem Wunsche der Kongreßmitglieder, daß diese Abbildungen durch Reproduktion weiteren Kreisen zugänglich gemacht werden möchten. Dem großen Interesse und der kräftigen Initiative A. Neißers ist es zu danken, daß die Deutsche Dermatologische Gesellschaft den Beschluß faßte, die sehr erheblichen Mittel zur Herausgabe dieses Atlas zur Verfügung zu stellen, und sich mit mir in dem Wunsch vereinigte, das Werk dem Andenken Fritz Schaudinns zu widmen.

Als ich nun an meine Aufgabe heranging, stellte sich sehr bald heraus, daß die damals vorhandenen Tafeln keineswegs genügten, um auch nur ein einigermaßen vollständiges Bild unserer durch eine Reihe glücklicher Entdeckungen so schnell gewachsenen Kenntnisse zu geben, und so ward es nötig, noch eine große Reihe neuer Zeichnungen anfertigen zu lassen. Hierbei habe ich von vornherein darauf verzichtet, lediglich eigene Präparate den Abbildungen zugrunde zu legen, sondern vielfach auch von anderen Autoren mir überlassene Objekte, welche besonderes Interesse darboten, dem Werke einverleibt. Die Namen dieser Forscher, welchen ich zu großem Dank verpflichtet bin, sind stets bei der Beschreibung der einzelnen Figuren genannt worden.

Den Hauptinhalt des Atlas bilden 30 in Farbendruck ausgeführte Tafeln, von welchen die ersten 7 zur Darstellung der Erscheinungen der experimentellen Syphilis bestimmt sind, während die übrigen 23 den derzeitigen Stand unserer Kenntnisse von der Mikrobiologie dieser Krankheit unter Berücksichtigung einiger nahe stehender Mikroorganismen zur Anschauung bringen; 4 photographische Tafeln, unter denen 2 einer aus

Schaudinns Nachlaß stammenden Publikation (Arbeiten aus dem Kaiserlichen Gesundheitsamte, Band XXVI) entnommen sind, habe ich zur Ergänzung hinzugefügt.

Um dem Atlas einen möglichst einheitlichen Charakter zu geben, habe ich sämtliche Bilder geimpfter Tiere durch den Tiermaler M. Landsberg und alle parasitologischen und histologischen Abbildungen durch den wissenschaftlichen Zeichner G. Helbig ausführen lassen; beiden gebührt für die ausgezeichnete naturgetreue Wiedergabe vollste Anerkennung. Daß es überhaupt möglich war, so hervorragende Künstler für die Herstellung der Originalzeichnungen heranzuziehen, ist der hochherzigen Stiftung des Herrn Dr. jur. Eduard Simon zu verdanken, welcher bekanntlich für die Erforschung der Syphilis in freigebigster Weise große Mittel zur Verfügung gestellt hat. Ganz besonderen Dank aber schulde ich dem Verleger, der diesem Werk das größte Interesse stets entgegengebracht und durch Heranziehung der rühmlichst bekannten lithographischen Anstalt von Werner & Winter für eine möglichst gute und vollkommene Ausführung Sorge getragen hat. Schließlich möchte ich nicht unterlassen, auch Herrn Professor Jadassohn und meinem hochverehrten Lehrer Herrn Geheimrat Lesser, welche das Zustandekommen dieses Atlas und seine würdige Ausstattung vielfach gefördert haben, meinen verbindlichsten Dank auszusprechen.

Berlin, im November 1907.

TAFEL I.[1])

Ulzerierter Primäraffekt und ulzerierte Hautpapeln eines
weiblichen Schimpansen. Nach E. Metschnikoff und E. Roux,
Annales de l'Institut Pasteur, Bd. XVIII. (Die hier reproduzierte Zeichnung
wurde angefertigt nach einem mir von Metschnikoff gütigst zur Verfügung gestellten übermalten Photogramm.)

Weiblicher, etwa 2 Jahre alter Schimpanse (Troglodytes niger) wurde
am 12. Juni 1903 am Praeputium clitoridis mit dem Sekret eines harten
Schankers geimpft. Am 8. Juli, 26 Tage nach der Impfung, entstand
dort ein Bläschen, das sich bald in eine mit grauem Belag versehene Erosion
verwandelte. Hieraus entwickelte sich dann ein indurierter Schanker,
dem typische Drüsenschwellungen in der Leiste folgten. 56 Tage nach
der Impfung entstanden einzelne Exanthempapeln auf der Bauchhaut. Am
24. August, 76 Tage nach der Impfung, hatten der Primäraffekt und
einzelne Papeln das in der Abbildung wiedergegebene Aussehen. $3^1/_2$ Monate
nach der Impfung ging das Tier, welches auch allgemeine Drüsenschwellung
und Vergrößerung der Milz aufwies, zugrunde.

Es ist dies das erste mit unzweifelhaft positivem Erfolg
geimpfte Tier; es wurde am 28. Juli 1903 der Pariser Akademie
der Wissenschaften von Metschnikoff und Roux demonstriert.

---

[1]) Bei der Erklärung der Tafeln habe ich mich auf eine kurze Erläuterung
der Abbildungen beschränkt; eine eingehende Darstellung der hier behandelten
Fragen findet sich in den von Neisser und mir auf dem IX. Kongreß der
Deutschen Dermatologischen Gesellschaft erstatteten Referaten, die sowohl in
den Verhandlungen dieses Kongresses als auch als Broschüren im Verlag von
Julius Springer erschienen sind. (A. Neisser. Die experimentelle Syphilis-
forschung nach ihrem gegenwärtigen Stande. Berlin 1906, und E. Hoffmann.
Die Ätiologie der Syphilis. Berlin 1906.)

1*

TAFEL II.

Figur 1. Drei papulöse Initialaffekte 30 Tage nach der Impfung mit syphilitischem Drüsensaft. (Original.)

Macacus cynomolgus wurde am 16. November 1905 geimpft mit dem Punktionssaft einer submaxillaren Lymphdrüse bei Primäraffekt der Unterlippe eines 26 jährigen Mannes, der sich 2 Monate zuvor infiziert hatte. Die Impfung geschah mittels tiefer Skarifikation unterhalb beider Augenbrauen und am linken oberen Lidrand. Am 7. Dezember, also nach 21 Tagen, entstanden drei kleine zirkumskripte Papeln, welche am 16. Dezember die in der Abbildung wiedergegebene Größe erreicht hatten.

Später entwickelten sie sich zu annulären schmalen Syphiliden, die Ende Januar 1906 sich zurückbildeten. Bei dem Tier entstand dann am 30. Januar eine scharf umschriebene derbe Papel an der linken Mamille, in deren Geschabe sich am 6. Februar typische Spir. pallidae auffinden ließen, und die Mitte Februar abheilte. Ob es sich hier um eine durch Metastase (auf dem Blutwege) entstandene Sekundärpapel oder ein durch Autoinokulation hervorgerufenes Krankheitsprodukt handelt, läßt sich nicht sicher entscheiden. Anfangs neigte ich mehr der letzteren Auffassung zu, weil das Tier sich mit den Fingern an der betreffenden Mamille zu zupfen pflegte; da aber die Primärläsionen nie sichtbar secernierten, erscheint mir nun die erstgenannte Art der Entstehung wahrscheinlicher.

Später auftretende borkige Effloreszenzen müssen, da der Nachweis der syphilitischen Natur sich mikroskopisch und experimentell nicht erbringen ließ, als impetiginöse angesehen werden. Das Tier starb, ohne lokale syphilitische Rezidive gezeigt zu haben, am 30. April 1906.

Figur 2. Zwei herpetische Initialaffekte 20 Tage nach der Impfung mit Reizserum eines harten Schankers. (Original.)

Macacus rhesus wurde zuerst mit Blut eines syphilitischen Menschen am 24. Januar 1906 erfolglos geimpft. Die Nachimpfung mit Reizserum eines menschlichen Primäraffekts (Spir. pallidae +) geschah am 6. April unterhalb beider Augenbrauen. Bereits am 21. April, also nach 15 tägiger Inkubation, wurde je ein rötlicher kleiner Fleck sichtbar, der sich schnell vergrößerte und am 26. April die in der Abbildung wiedergegebene Form und Größe zeigte. Auf der geröteten, leicht infiltrierten, geringen flächenhaften Erhebung entstanden kleine Bläschen, die bald konfluierten und zur Bildung einer graugelblichen Borke führten (herpetische Form des Affen-Initial-Affekts).

———

TAFEL III.

Figur 1. Syphilitische Infiltrate 47 Tage nach der Impfung
bei dem auf Tafel II, Figur 2 dargestellten Macacus rhesus.
(Original.)

Die auf Tafel II im frischen Zustand abgebildeten Initial-Affekte vergrößerten sich im Laufe der nächsten Wochen einmal kontinuierlich durch
peripheres Wachstum, dann aber auch diskontinuierlich durch Auftreten
von schuppenden und krustösen Papeln in der Umgebung der Hauptherde,
so daß am 23. Mai 1906 der in der zugehörigen Abbildung wiedergegebene
Befund vorlag. Im Juni trat Rückbildung der Hauptherde ein, während
an der Peripherie bis Mitte Juli an Stelle rückgängiger immer wieder
neue, bis halblinsengroße, meist schuppende flache Papeln rezidivierten.
Ende Juli zeigten sich zunächst am Kinn, dann am Munde flache
schuppende Herde, die nicht syphilitischer Natur waren, sondern durch
einen Pilz (Mikrosporon) hervorgerufen wurden. Anfang September
trat aber am linken oberen Lid ein kleeblattförmiges, braunrotes papulöses
Infiltrat (regionäres Rezidiv) auf, das sich monatelang hielt und erst
im Dezember nach sechs Atoxyl-Injektionen (à 0,1) zurückging. Am
25. Januar 1907 starb das Tier.

Figur 2. Circinäres Syphilid des rechten oberen Augenlides
60 Tage nach der Impfung mit Drüsenpunktionssaft. (Original.)

Cercocebus fuliginosus wurde am 29. Dezember 1905 an beiden oberen
Augenlidern mit dem Saft einer geschwollenen Submentaldrüse eines auf
Syphilis verdächtigen, jedoch keine zweifellosen syphilitischen Symptome
aufweisenden Patienten geimpft, der später ein deutliches Exanthem sowie
Anal- und Schleimhautpapeln bekam. Am 15. Januar 1906 entstand in der
Mitte des rechten Lides ein kleines Knötchen, das sich zuerst nur langsam
vergrößerte, am 30. Januar aber Erbsengröße erreicht hatte und typische
Spir. pallidae im Ausstrich erkennen ließ. Während im Zentrum Abheilung
erfolgte, wanderte das Infiltrat ringförmig weiter, so daß am 27. Februar
das in Figur 2 abgebildete circinäre Syphilid neben der noch eben sichtbaren
oberflächlichen zentralen Narbe sich darbot. Mitte März hatte sich das circinäre Syphilid völlig zurückgebildet; später entstanden bei dem anscheinend
tuberkulösen Tier etwa groschengroße oberflächliche impetiginöse Effloreszenzen an der Bauchhaut und den Extremitäten, in denen sich syphilitisches
Virus nicht nachweisen ließ, die aber massenhaft Staphylokokken (kulturell
Staphyl. aureus) enthielten. Das Tier starb am 9. April 1906 an Tuberkulose.

TAFEL IV.

Figur 1. Serpiginöse Syphilide 41 Tage nach der Impfung. (Original.)

Cercocebus fuliginosus wurde zuerst am 29. Dezember 1905 erfolglos mit dem Sperma eines Syphilitikers geimpft. Am 14. März 1906 fand die Nachimpfung mit dem Reizserum eines seit 3 Wochen bestehenden menschlichen Primäraffekts an beiden oberen Lidern statt. Am 1. April entstand je eine erbsengroße, mit Schorf bedeckte Erosion in der Mitte der oberen Augenlider. Am 5. April wurden im Ausstrich Spirochaetae pallidae nachgewiesen. Aus den anfänglich kleinen Infiltraten entwickelten sich durch Abheilung im Zentrum und Ausbreitung nach der Peripherie circinäre mit grauschwärzlichen Krusten bedeckte Syphilide, welche am 24. April das in der Abbildung wiedergegebene Aussehen angenommen hatten und in ihrer Umgebung einzelne diskontinuierlich aufgetretene krustöse Papeln erkennen ließen.

Mitte Juni war völliger Rückgang dieser Syphilide eingetreten. Außer einer Depigmentierung an Stelle der Syphilide hat das Tier, welches bis zum 7. September 1906 lebte, keine Hauterscheinungen mehr gezeigt, jedoch entwickelte sich eine eigenartige Parese der oberen und unteren Extremitäten nebst hochgradiger Ataxie, die in den letzten Monaten zeitweise stärker, zeitweise schwächer hervortrat. Ob diese Symptome zu der syphilitischen Infektion in irgend welcher Beziehung standen, vermag ich nicht zu sagen.

Figur 2. Ulzerierte Primäraffekte des rechten oberen Augenlides 37 Tage nach der Impfung. (Original.)

Cercocebus fuliginosus wurde zuerst am 19. April 1906 ohne Erfolg mit Randstücken eines tertiären Syphilids geimpft. Am 18. Juni erfolgte die Nachimpfung mit sehr spirochaetenreichem Reizserum eines erst seit 8 Tagen bestehenden syphilitischen Primäraffektes an beiden oberen Augenlidern bis zu den Brauen hinauf sowie an der rechten oberen Lidkante innen und außen. Bereits am 29. Juni, also nach nur 11 tägiger Inkubation, zeigte sich links ein kleines Knötchen, am 6. Juli auch rechts, dicht an der Augenbraue. Dazu gesellten sich in den nächsten Tagen je 1 Papel am rechten oberen Lidrand innen und außen. Alle diese Effloreszenzen wuchsen ziemlich schnell und verwandelten sich in mit Krusten bedeckte, von wallartigem Rand umgebene indurierte Geschwüre, die am 25. Juli 1906 das in der Abbildung wiedergegebene Aussehen zeigten. Der Nachweis zahlreicher Spirochaetae pallidae gelang im Ausstrich unschwer.

— 6 —

TAFEL V.

Figur 1. Große ulzerierte Schanker bei dem in Tafel IV, Figur 2, abgebildeten Cercocebus fuliginosus 9 Wochen nach der Impfung. (Original.)

Die vorher geschilderten ulzerösen Syphilide nahmen an beiden obern Lidern schnell an Größe zu, indem sie sowohl nach oben über die Brauen hinaus wie auch nach unten bis zum untern Lid hin und auf die Schläfen sich ausbreiteten. Dazu trat über dem linken Processus zygomaticus eine isolierte linsengroße Papel auf. Am 24. August 1906 hatte die Erkrankung den in der Abbildung wiedergegebenen Umfang erreicht. Im Ausstrichpräparat und in mit Silber imprägnierten Schnitten eines exzidierten Randstückchens wurden zahlreiche Spir. pallidae gefunden.

Figur 2. Beginnende Depigmentierung und spezifische Randgeschwüre bei dem vorher bereits abgebildeten Tier $3^2/_3$ Monate nach der Impfung. (Original.)

Die Ulzeration umwuchs Ende August 1906 das rechte Auge fast ganz und breitete sich auch links noch weiter aus. Unter Behandlung mit Borsalbe stießen sich die Borken im Lauf des September zum Teil ab, und es erfolgte allmählich die Überhäutung eines großen Teils der Ulcera. Hierbei trat ein sehr auffallender völliger Pigmentschwund ein, der auch am Orte der isolierten Papel über dem rechten Processus zygomaticus vor sich ging. An einzelnen Stellen, so besonders an den Brauen und unter dem rechten innern Augenwinkel, blieben noch Randgeschwüre bestehen. Die Abbildung gibt das Krankheitsbild vom 10. Oktober 1906 wieder.

TAFEL VI.

Figur 1. Leukopathia syphilitica bei dem auf Tafel V abgebildeten Tier 4²/₃ Monate nach der Infektion. (Original.)

Unter zeitweiliger weiterer Behandlung mit Borsalbe heilten die Randgeschwüre, und es bildete sich am Orte der vorausgegangenen Infiltrate ein völliger von serpiginösen Linien scharf begrenzter Pigment- und Haarschwund aus. Am 7. November 1906 wurde die zugehörige Abbildung angefertigt.

Figur 2. Schleimhautpapel der Conjunctiva bei dem zuvor abgebildeten Tier 5 Monate nach der Infektion. (Original.)

Am 10. November 1906 begann das linke Auge zu tränen, am 15. wurde eine deutlich erhabene, scharf begrenzte, leicht grau belegte Schleimhautpapel an der Conjunctiva des linken obern Lides festgestellt, die am 17. November die in der Abbildung wiedergegebene Form und Größe erreicht hatte. Man sieht an dem Bild ferner, daß sich von neuem einige krustöse Papeln an den Brauen gebildet haben. In Ausstrichen der Konjunktivalpapel wurden typische Spir. pallidae nachgewiesen.

Im Dezember 1906 bildete sich unter dauerndem Auftreten krustöser Syphilide ein starkes Ektropion des linken obern Lides aus, wobei die Schleimhautpapel allmählich verschwand. Am 22. Dezember wurde das Tier mit Atoxyl (zuerst 0,05, dann 0,1 alle 2—3 Tage) behandelt mit dem Erfolg, daß die Ulzerationen völlig abheilten. 5 Wochen nach Aussetzen der mehrfach unterbrochenen Atoxylbehandlung (vom 22. Dezember 1906 bis 23. Februar 1907 im ganzen nur 0,9 g in 12 Injektionen) entstand bei dem zuletzt sehr heruntergekommenen Tier, welches am 16. April 1907 starb, wiederum ein ulzeröses Syphilid.

Einen so starken Impfeffekt wie bei diesem Tier habe ich noch nicht wieder gesehen, auch nicht eine so ausgeprägte Leukopathia syphilitica, die ganz den mitunter am Scrotum oder den großen Labien menschlicher Syphilitiker zu beobachtenden Depigmentierungen gleicht.

Figur 3. Papulo-krustöse Initialaffekte bei Hapale Jacchus 42 Tage nach der Impfung. (Original.)

Südamerikanisches Seidenäffchen, Hapale Jacchus penicillata, wurde am 12. Oktober 1906 mit dem Brei einer nässenden Genitalpapel einer Patientin in tiefe Hauttaschen der obern Lider geimpft; die Kranke litt

an frischer sekundärer Syphilis und hatte am 10. Oktober bereits eine
Sublimatinjektion (0,02 Hg Cl₂) erhalten. Nach 23 tägiger Inkubation entstand am 4. November beiderseits an der Augenbraue ein kleiner scharf
umschriebener Fleck, aus dem sich schnell eine mit Kruste bedeckte
indurierte Papel entwickelte. Am 23. November hatten die Impfprodukte
die in der Abbildung wiedergegebene Größe. Am 1. Dezember wurden in
ihnen Spir. pallidae gefunden. Am 12. Dezember waren die krustösen
Infiltrate durch Rückgang im untern Teil hufeisenförmig geworden, und
am 25. Dezember 1906 starb das Tier, ohne daß der Prozeß erloschen war.

TAFEL VII.

Figur 1 und 2. Circinäres Syphilid des Augenlides und ulzeröses Syphilid an der Vulva bei Hapale Jacchus 52 Tage nach der Impfung. (Original.)

Südamerikanisches Seidenäffchen, Hapale Jacchus penicillata, wurde am 4. Februar 1907 mit dem Gewebsbrei einer nässenden Papel geimpft, die von einer seit 4 Monaten syphilitischen noch unbehandelten Patientin stammte; die Impfung geschah am rechten obern Augenlid und in der Umgebung der Vulva. Nach ca. 8 Tagen waren die Impfschörfe völlig abgeheilt. Am 21. Februar, also nach 17 tägiger Inkubation, entstand am rechten obern Lid nahe der Braue eine halblinsengroße, leicht rote papulöse Erhebung, die sich in den nächsten 8 Tagen in einen mäßig indurierten linsengroßen, mit Kruste bedeckten Primäraffekt verwandelte. Am 28. Februar begann oberhalb der Vulva eine Rötung und Schwellung, aus der sich bis zum 12. März ein bohnengroßes scharfrandiges Geschwür entwickelte. Am 20. März war am Auge ein circinäres Syphilid, an der Vulva ein hufeisenförmiges ulzeröses Syphilid entstanden. Die Abbildung wurde am 28. März angefertigt. Das perigenitale Ulcus blieb bis zum Tode des Tiers (21. Mai 1907) bestehen, während das circinäre Syphilid des Augenlides sich Ende April zurückbildete.

Von diesem Tier wurde das Virus auf andere Individuen derselben Spezies weitergeimpft (bisher bis zur 6. Passage). Bei einem der Tiere wurde eine Konjunktivalpapel beobachtet; Exantheme, welche mit Sicherheit sich als syphilitische erweisen ließen, habe ich bisher nicht gesehen.

Die amerikanischen Seidenäffchen sind also entgegen einer früheren Angabe Metschnikoffs für Syphilis wohl empfänglich und zeigen an den Lidern und in der Umgebung der Genitalien außer deutlich indurierten Initialpapeln auch circinäre und ulzeröse Syphilide. Ich habe auch Konjunktivalpapeln und eine Hodenanschwellung bei Hapale beobachten können; in beiden Fällen ließ sich die syphilitische Natur der Erkrankung durch den Befund reichlicher Spir. pallidae beweisen.

Figur 3. Keratitis syphilitica beim Kaninchen 52 Tage nach Impfung in die vordere Augenkammer. (11. Passage — E. Bertarelli.)

E. Bertarelli hat bekanntlich zum ersten Mal mit Bestimmtheit den Nachweis erbracht, daß sich das syphilitische Virus auf das Kaninchenauge übertragen läßt und eine durch Spirochaetenreichtum ausgezeichnete Keratitis interstitialis zu erzeugen vermag. Ferner ist es ihm zuerst gelungen, das Virus von Kaninchen zu Kaninchen zu überimpfen und so ein wirksames Laboratoriumsvirus (Passagevirus) zu gewinnen.

Das hier abgebildete Kaninchen ist von Bertarelli am 12. März 1907 in der Weise geimpft worden, daß ihm ein kleines Stückchen der syphi-

litisch erkrankten Hornhaut eines Kaninchens 10. Passage in die vordere
Augenkammer gebracht wurde. Nachdem die ersten Reizerscheinungen
abgeklungen waren, entstand am 17. April, also nach 36 tägiger Inkubation, eine von der am obern Rande der Cornea gelegenen Schnittstelle ausgehende Keratitis, welche am 3. Mai, als die Zeichnung angefertigt wurde, sich bis über die Mitte der Cornea ausgedehnt hatte.
Sie ist bogenförmig begrenzt und stellt eine dichte etwas erhabene
Trübung dar, in deren Bereich das Epithel rauh erscheint, und neben
einzelnen größern Gefäßstämmchen zahlreiche feinste Gefäßreiserchen vorhanden sind. Als am 6. Mai das Auge enukleiert wurde, fanden sich
im Gewebssaft (Abstrich) der Cornea lebende gut bewegliche Spirochaetae
pallidae (mit Dunkelfeldbeleuchtung). Drei Kaninchen, die mit Stückchen
dieser Cornea geimpft wurden, erkrankten nach 37 bis 49 tägiger Inkubation wiederum an syphilitischer Keratitis. (12. Passage.) Diese Impfungen
sind von mir bis jetzt bis zur 15. Passage fortgeführt worden.

Figur 4. Keratitis syphilitica bei einem mit Kaninchenvirus
geimpften Schaf. (Original.)

Mittelgroßes Schaf wurde am 6. Mai 1907 mit einem kleinen Stückchen der Cornea des vorstehend (Figur 3) abgebildeten Kaninchens
(11. Passage) geimpft. Nach Abklingen der Reizung entstand schon am
22. Mai eine Keratitis, welche sich schnell über den obern Quadranten
der Cornea ausdehnte und am 25. Mai das in der Abbildung wiedergegebene Aussehen zeigte. Neben Trübung der Hornhaut und Gefäß-
entwicklung war eine hügelige Vorbuckelung der Cornea über dem ein-
gepflanzten Stück zu bemerken. Am 28. Mai wurde das Auge enukleiert, und in der Hornhaut fanden sich Spirochaetae pallidae.

Die Inkubationszeit ist in diesem Falle auffallend kurz (nur 16 Tage),
doch kann an der syphilitischen Natur der Erkrankung kein Zweifel sein.

In ganz gleicher Weise erkrankte auch eine Ziege, welche mit
Kaninchenvirus 12. Passage geimpft worden war; auch in diesem Fall
betrug die Inkubationszeit nur 17 Tage; hier gelang aber der Nachweis
der Spir. pallida bisher nicht.

———

TAFEL VIII.

Figur 1. Histologisches Übersichtsbild eines Primäraffekts
eines Affen. (Nach einem Präparat von E. Finger und K. Landsteiner.)

Der Primäraffekt stammt vom Mons Veneris eines Cynocephalus
Hamadryas und war bei der Exzision 7 Tage alt. Man sieht ein dichtes
Infiltrat, welches hauptsächlich aus mononukleären Zellen besteht und
besonders deutlich in den Randpartien die perivaskuläre Anordnung er-
kennen läßt. Die Epidermis ist im Bereich des abgebildeten Teils des
Schnittes erhalten, Retezapfen sind innerhalb der infiltrierten Zone nicht
bemerkbar. Die Gefäße sind zum Teil dicht mit Erythrozyten erfüllt.
Färbung Hämatoxylin-Eosin. Vergrößerung 1 : 60.

Figur 2. Gefäß aus der Tiefe der Randpartie des in Figur 1
dargestellten Affen-Primäraffekts. (Nach einem Präparat von
E. Finger und K. Landsteiner.)

Unterhalb von zwei vom Infiltrat umgebenen Schweißdrüsendurch-
schnitten liegt eine kleine Vene, welche in ihrem Lumen nur vereinzelte
Erythrozyten enthält; ihre Wand zeigt Schwellung der Endothelien und
ein aus epithelioiden Zellen und Lymphozyten zusammengesetztes Infiltrat,
das sich besonders nach unten und links hin fortsetzt. Zwischen den
Bindegewebsbündeln finden sich allenthalben neben geschwollenen Fibroblasten epithelioide Zellen, Lymphozyten und spärlichere polynukleäre
Leukozyten; letztere sind an andern mehr oberflächlich gelegenen Stellen
bedeutend zahlreicher. Vergrößerung 1:250.

Figur 3. Histologisches Bild der Keratitis syphilitica eines
in die vordere Kammer geimpften Kaninchens. (Nach einem Präparat
von G. Scherber und v. Benedek.)

Dargestellt ist ein Teil des Querschnitts der Cornea eines Kaninchens,
welches am 1. November 1905 durch Einbringung eines aus der Tiefe eines
menschlichen Primäraffekts stammenden Stückchens infiziert worden war,
und bei dem die Erkrankung Anfang Dezember begann; am 26. Dezember, als die Keratitis voll entwickelt war, erfolgte die Herausnahme
des Auges. Man sieht in der Abbildung das in den tiefern Schichten der
Cornea gelegene, hauptsächlich aus mononukleären Zellen bestehende
Infiltrat, welches einige neugebildete Gefäße einschließt. Das Corneaepithel
ist bis auf eine stellenweise unterbrochene Zellschicht abgestoßen; die
Hornhautkörperchen sind vermehrt und geschwellt. Das Präparat ist mit
Hämatoxylin und Eosin gefärbt. Vergrößerung 1:90.

TAFEL IX.

Figur 1. Spirochaeta pallida im Ausstrich eines geschlossenen menschlichen Primäraffekts der Penishaut
6¹/₂ Wochen nach der Infektion. (Original.)

Das Präparat wurde so gewonnen, daß der exzidierte völlig über-
häutete Primäraffekt durch einen glatten Schnitt in 2 Hälften geteilt und
nun mit dem Skalpell etwas Gewebssaft von der Schnittfläche aus der
erweiterte Gefäßdurchschnitte zeigenden Zone einige mm unterhalb der
Oberfläche abgestreift und in dünner Schicht ausgestrichen wurde. So
verfahre ich bei exzidierten Schankern gewöhnlich und erhalte oft sehr
reichliche Spirochaeten.

Man sieht im Präparat (Giemsafärbung, Vergrößerung 1 : 1000) zahlreiche meist sehr regelmäßig gewundene und oft lange Exemplare, einige
zeigen auch die spitzauslaufenden Endfäden (Geißeln Schaudinns); 2 kreuzen
ein rotes Blutkörperchen; eine scheint im Plasma einer Endothelzelle zu
liegen und ist etwas gestreckt.

Es ist dies ein im April 1905 von mir hergestelltes Präparat,
das noch jetzt (Juli 1907) die Spir. pallidae deutlich erkennen läßt.

Figur 2. Spirochaeta pallida im Punktionssaft einer syphilitischen Leistendrüse bei frischer sekundärer Syphilis. (Original.)

Bei dem Patienten, der neben Primäraffekt an der Vorhaut Drüsenschwellung und eben ausbrechende Roseola (9 Wochen nach der Infektion)
zeigte, wurde am 30. Mai 1905 die Punktion einer Leistendrüse nach der
von mir angegebenen Vorschrift gemacht. In Ausstrichen des Drüsen-
safts fanden sich reichliche Spir. pallidae. Die Abbildung (Giemsafärbung,
Vergrößerung 1 : 1000) zeigt 3 Exemplare in einem Gesichtsfeld neben
Erythrozyten, einem Lymphozyten und den von mir zuerst und später
von Reckzeh beschriebenen blauen protoplasmatischen Kügelchen, denen
man besonders im Lymphdrüsensaft öfters begegnet, und die sich von
den rötlich sich färbenden Blutplättchen wohl unterscheiden lassen. Die
in der Mitte gelegene Spir. pallida zeigt einen langen Endfaden.

TAFEL X.

Figur 1. Spirochaeta pallida und refringens im Sekret einer nässenden Genitalpapel des Labium majus. (Original.)

Neben einigen Bakterien und Kokken sieht man zahlreiche Spir. refringentes, die durch die Dicke ihres Fadens, ihre spärlichen unregelmäßigen Windungen und den blauen Farbenton sich von den ebenfalls reichlich vorhandenen, sehr dünnen, regelmäßig und steil gewundenen rötlichen Spirochaetae pallidae leicht unterscheiden lassen. (Giemsafärbung, Vergrößerung 1:1000.) Die Differenzen zwischen beiden Arten auch bezüglich der Zahl der Windungen treten hier sehr deutlich hervor.

Figur 2. Spirochaeta pallida im Blut eines 10 Stunden nach der Geburt verstorbenen kongenital-syphilitischen Kindes. (Original.)

Das Blut wurde dem mit Pemphigus syphiliticus behafteten Kinde bald nach dem Tode aus einer Hautvene entnommen. Neben mehreren kernlosen und einem kernhaltigen Erythrozyten finden sich 2 Spirochaetae pallidae, von welchen die längere frei im Plasma liegt, während die kürzere einem roten Blutkörperchen sich anschmiegt. (Giemsafärbung, Vergrößerung 1:1000.) Bei diesem Kinde fanden sich in der stark vergrößerten Leber und im Pemphigusblaseninhalt sehr zahlreiche, in der Milz und den Lymphdrüsen spärlichere Spirochaeten. Der Befund stammt aus dem Mai 1905, der Fall ist ohne Erwähnung des erst später gemachten Blutbefundes in der Berliner klinischen Wochenschrift 1905, Nr. 32, Seite 1023 beschrieben worden.

Figur 3. Spirochaeta pallida im Venenblut bei frischer akquirierter (sekundärer) Syphilis. (Nach einem Präparat von M. Wolters).

Das Blut wurde durch Punktion der Armvene einer „schon seit mehreren Wochen an Roseola und Condylomen leidenden Weibsperson" entnommen; in 2 Deckgläsern wurde je eine Spirochaeta pallida gefunden. Das hier abgebildete Exemplar (Giemsafärbung, Vergrößerung 1:1000) ist etwas klein, sonst aber völlig charakteristisch.

TAFEL XI.

Figur 1. Spirochaeta pallida im Leberausstrich eines 10 Stunden nach der Geburt verstorbenen kongenital-syphilitischen Kindes. (Original.)

Das Kind, welches am 24. Mai 1905 von einer an deutlichen Sekundärerscheinungen leidenden Kellnerin geboren wurde, starb 10 Stunden nach der Geburt. Es fanden sich bei ihm Pemphigusblasen an Handflächen und Fußsohlen und eine hochgradige Schwellung der Leber und Milz. In der Leber und dem Pemphigusblaseninhalt waren sehr zahlreiche, in der Milz und den Drüsen spärliche Spir. pallidae vorhanden. Ein Ausstrichpräparat der Leber (Giemsafärbung, Vergr. 1 : 1000) ist abgebildet; es zeigt zahlreiche Spirochaeten, von denen 2 miteinander verschlungen sind, während eine kürzere ein rotes Blutkörperchen kreuzt. Etwas rechts von der Mitte findet sich ein blaues protoplasmatisches Körperchen (vergl. Tafel IX, Figur 2).

Figur 2. Spirochaeta pallida im Ausstrich einer Initialpapel eines mit Venenblut eines syphilitischen Menschen geimpften Cynocephalus babouin. (Original.)

Das Blut, welches zur Impfung des Affen diente, wurde einem erst vor 40 Tagen mit Syphilis infizierten Menschen (also ca. 3 Wochen vor Ausbruch der Roseola) unter allen Kautelen aus der Cubitalvene entnommen und 20 Minuten lang in großer Menge einem Cynocephalus babouin in beide obere Lider eingerieben. 18 Tage nach der Impfung entstand beiderseits ein kleines bräunliches Infiltrat, welches in den folgenden Tagen zu je einer flachen Papel heranwuchs. In dem 25 Tage nach der Impfung entnommenen Geschabepräparat fanden sich ziemlich reichliche Spirochaetae pallidae, von denen 3 dicht beieinander liegende in der Abbildung (Giemsafärbung, Vergrößerung 1 : 1000) wiedergegeben sind.

Figur 3. Spirochaeta pallida im Ausstrich eines Primäraffekts eines mit Sklerosensekret geimpften Cercocebus fuliginosus. (Original.)

Das Präparat stammt von dem in Tafel IV, Figur 1 dargestellten Affen und wurde 30 Tage nach der Impfung gewonnen. Die Fixierung geschah in der von A. Halle und mir im Anschluß an Weidenreich empfohlenen Weise mit Osmiumdämpfen, die Färbung mit Giemsalösung. Bei Anwendung dieser Methode färben sich die Spir. pallidae sehr intensiv rot und erscheinen deshalb etwas dicker, die Erythrocyten aber nehmen einen blauen Farbenton an. Man sieht in der Abbildung 2 außerordentlich charakteristische freiliegende Spirochaetae pallidae bei 1000facher Vergrößerung.

TAFEL XII.

Figur 1. Spirochaeta pallida im Ausstrich der Cornea eines
in die vordere Augenkammer geimpften Hundes. (Original.)

Die Einbringung zweier Stückchen eines menschlichen Primäraffekts
in die vordere Augenkammer eines Hundes geschah am 21. Februar 1907;
nach Abklingen der dem Eingriff folgenden Reaktion trat am 14. März
eine von der Schnittstelle ausgehende Keratitis mit Gefäßneubildung auf.
Am 15. März wurde das Auge enukleiert, und in Quetschpräparaten der
Cornea ließen sich mäßig reichliche typische Spirochaetae pallidae nachweisen, von denen 2 in einem Gesichtsfeld liegende abgebildet worden
sind. Färbung nach Giemsa gut 1 Stunde lang. Vergrößerung 1 : 1000.

Figur 2. Spirochaeta pallidula (Castellani) im Ausstrich
einer jungen geschlossenen Effloreszenz von Framboesia tropica
(Yaws).

Das Präparat ist mir zur Zeichnung von dem Institut für Schiffs-
und Tropenkrankheiten zu Hamburg überlassen worden.

Der Ausstrich wurde von einer jungen Framboesiepapel eines etwa
6 jährigen Singalesenknaben im Framboesiehospital zu Kurunegalle (Ceylon)
von den Herren Dr. Fülleborn und M. Meyer entnommen und stammt
von einer noch völlig geschlossenen Effloreszenz. Die Abbildung gibt
3 Spirochaeten wieder, von denen die eine an ein rotes Blutkörperchen
sich angeheftet hat. Die Spirochaeten sind in Form, Größe und Farbenton
von der Spirochaeta pallida meist nicht zu unterscheiden. Einige
Autoren (z. B. Meyer) meinen, sie seien noch etwas feiner und schwerer
färbbar als die Syphilis-Spirochaete, während v. Prowazek angibt, daß
sie etwas dicker (bei Darstellung nach Löfflers Geißelmethode) und ihre
Windungen nicht ganz so starr und regelmäßig seien (Arbeiten aus dem
Kaiserl. Gesundheitsamte, Bd. XXVI, Heft 1, 1907).

Färbung nach Giemsa. Vergrößerung 1 : 1000.

Figur 3. Schnitt der Nebenniere eines 4 Tage nach der Geburt gestorbenen kongenital-syphilitischen Kindes; Giemsafärbung. (Nach einem Präparat von G. Schmorl.)

Die Organe des 4 Tage nach der Geburt verstorbenen kongenital-
syphilitischen Kindes, an welchen Schmorl die Giemsafärbung der Syphilis-
spirochaete im Schnitt zuerst gelang, enthielten große Massen der Parasiten. Das Präparat stammt von der Nebenniere, welche nach kurzer
Formalinfixierung (1 + 9 Wasser) in feine Gefrierschnitte zerlegt wurde;
die Schnitte kamen 12—24 Stunden in Giemsalösung (1 Tropfen Farb-
lösung auf 1 cm³ destill. Wasser), wurden dann in konzentrierte Kalialaun-

lösung übertragen und nach kurzem Abspülen in destilliertem Wasser in Glyzerin-Gelatine eingeschlossen. Die Abbildung zeigt einen Teil eines solchen Schnitts mit zahlreichen ganz charakteristischen intercellular gelegenen Spirochaetae pallidae, die denselben rötlichen Farbenton aufweisen wie im Ausstrich gefärbte Exemplare. Vergrößerung 1 : 1000.

Figur 4. Spirochaeta balanitidis (E. Hoffmann und S. v. Prowazek) im Ausstrich. (Original.)

Das Präparat stammt von einem jungen Manne mit typischer Balanitis erosiva circinata und zwar aus dem graugelblichen Randsaum der Erosionen. Neben polynukleären Leukocyten, einigen vibrioartigen Bacillen und Kokken finden sich zahlreiche Spirochaeten, die bläulich gefärbt und dicker sind als die Spirochaeta pallida, und die viel längere flachere und unregelmäßigere Windungen aufweisen; einige Exemplare sind fast völlig gestreckt. Färbung nach Giemsa (gut 1 Stunde). Vergrößerung 1 : 1000.

Figur 5. Spirochaeta refringens im Sekretausstrich von Papillomen (spitzen Condylomen). (Original).

Neben allerlei Bakterien (auch langen fadenförmigen mit kernartigen Gebilden) zeigt dies von der Vulva eines nicht an Syphilis leidenden Mädchens stammende Präparat zahlreiche Spirochaeten, die meist nur spärliche flache unregelmäßige Windungen besitzen und durch ihre Dicke und den blauen Farbenton sich von der Pallida leicht unterscheiden lassen. Nur wenige weisen stellenweise engere und zahlreichere Windungen auf; das sind die Exemplare, welche manche Autoren, z. B. Kiolemenoglou und v. Cube, für Pallidae gehalten haben, die aber bei genügender Aufmerksamkeit doch gewöhnlich gut unterscheidbar sind. Färbung nach Giemsa 1 Stunde. Vergrößerung 1 : 1000.

Figur 6. Spirochaeta gangraenae carcinomatosae aus einem ulcerierten Carcinom der Haut. (Original).

Das Präparat stammt von einem ulcerierten Carcinom (Cancroid) der Bauchhaut einer alten Frau. Neben mancherlei Bakterien finden sich ziemlich zahlreiche, meist grobe Spirochaeten mit wenigen unregelmäßigen Windungen; einige Spirochaeten sind zarter und besitzen zahlreichere engere Windungen, welche aber doch flacher und weniger regelmäßig sind als die der Spirochaeta pallida; außerdem ist die Fadendicke beträchtlicher im Vergleich zu seiner Länge. Auch diese Exemplare sind von Kiolemenoglou und v. Cube fälschlicherweise für identisch mit der Pallida angesehen worden, während gleichzeitig Mulzer und ich und später Schaudinn ihre Unterschiede von dieser Form betont haben. Färbung nach Giemsa. Vergrößerung 1 : 1000.

TAFEL XIII.

Figur 1. Spirochaeta buccalis (Cohn) und dentium (Koch) im Ausstrich. (Original.)

Das Präparat stammt vom Zahnfleischrand eines gesunden Mannes. Neben verschiedenen Bakterien enthält es 3 Formen von Spirochaeten: 1. große dicke Exemplare mit meist spärlichen weiten Windungen = Spirochaeta buccalis, 2. feine eng gewundene Spirochaeten, deren Windungen enger sind als die der Pallida, deren Fadendicke aber im Verhältnis zur Windungslänge und Tiefe stärker ist, = Spirochaeta dentium, und 3. Formen, welche zwischen diesen beiden stehen, = sog. mittlere Form; sie sind plumper, dicker, flacher und unregelmäßiger gewellt als die Pallida. Färbung nach Giemsa. Vergrößerung 1 : 1000.

Figur 2. Spirochaeta Vincenti bei Tonsillitis ulcerosa membranacea. (Original.)

Das Präparat wurde von dem nekrotischen Belag einer Tonsille bei typischer Angina Vincenti gewonnen. Es zeigt an dieser Stelle nur wenige fusiforme Bacillen, aber zahlreiche Spirochaeten mit flachen spärlichen Windungen. Die Enden dieser Spirochaeten laufen meist spitzer aus als die der Spirochaeta buccalis. An einzelnen Spirochaeten sieht man dunkler gefärbte Partien, die wohl durch Anhäufung von chromatinartiger Substanz bedingt sein dürften. Einige Exemplare zeigen Lücken und körnige Beschaffenheit ihres Fadens. Färbung nach Giemsa. Vergrößerung 1 : 1000.

Figur 3. Spirochaeta balanitidis mit Endfäden. (Original mit S. v. Prowazek.)

Das Präparat stammt von einem jungen Manne mit Balanitis erosiva circinata, und zwar von dem graugelben Belag der Randzone, der mit physiologischer Na Cl-Lösung verdünnt und ausgestrichen wurde; gefärbt wurde es nach der Löfflerschen Geißelmethode. Die hier dargestellten Spirochaeten sind aus verschiedenen Stellen des Präparats zusammengesucht. Die meisten Exemplare zeigen schöne, oft lange und mitunter gewellte Endfäden („Geißeln"), einige lassen 2 solche Fäden an einem Ende erkennen („Teilung der Geißel"). Ein Exemplar zeigt 2 durch einen dünneren und blasseren Zwischenfaden verbundene Spirochaeten (Endstadium der Längsteilung oder eigenartige Querteilung?); wieder ein anderes geht in ein kugeliges Gebilde über, welches von einigen Autoren als Ruheform angesehen wird. Löfflers Geißelfärbung. Vergrößerung gut 1 : 1000.

Figur 4. Spirochaeta buccalis mit undulierender Membran. (Nach einem mir von F. Schaudinn überlassenen Präparat.)

Das Präparat wurde vom Zahnbelag eines gesunden Mannes gewonnen und nach Verdünnung mit destilliertem Wasser nach Löfflers Geißelfärbungsmethode behandelt. Die abgebildeten Spirochaeten sind von verschiedenen Stellen des Präparats zusammengesucht. An 5 Exemplaren der Spirochaeta buccalis bemerkt man einen zentralen Kernstab und eine blasser gefärbte periphere Zone, die von Schaudinn als undulierende Membran gedeutet worden ist; an einem oben rechts gelegenen Exemplar findet sich eine Art Falte (knotenförmiger Umschlag) der Membran; das am weitesten links gelegene Exemplar zeigt in der Mitte eine Unterbrechung des Kernstabs (Teilung?). Daneben finden sich 4 Spirochaetae dentium mit zahlreichen sehr engen „wie gekritzelten“ Windungen, 2 Spirochaeten der mittleren Form, deren eine kurze Endfäden besitzt, und 2 Exemplare des Spirillum sputigenum mit an der Konkavität ansetzender Geißel. Löfflers Geißelfärbung. Vergrößerung gut 1 : 1000.

Figur 5. Spirochaeta dentium aus einer Reinkultur. (Nach einem Präparat von P. Mühlens.)

Dies Präparat stammt von einer Reinkultur der von Mühlens zuerst gezüchteten Spirochaeta dentium; es zeigt zahlreiche meist eng gewundene Spirochaeten, die plumper als die Spir. pallida erscheinen und nicht die charakteristische Feinheit des Fadens im Vergleich zur Länge und Tiefe der Windungen besitzen. Färbung mit Carbolfuchsin. Vergrößerung 1 : 1000

Figur 6. Spirochaeta gangraenae nosocomialis. (Nach einem Präparat von S. Róna.)

Das Präparat wurde von einer Patientin mit sog. gangränösem Schanker der Genitalien (Gangraena nosocomialis) gewonnen. Neben vibrioförmigen und fusiformen Bakterien und Kokken finden sich zahlreiche Spirochaeten, die nur sehr wenig Windungen aufweisen und vielfach fast völlig gestreckt sind. Manche zeigen eine körnige Beschaffenheit (körnigen Zerfall), einige sind peitschenförmig umgeschlagen. Färbung Carbolfuchsin. Vergrößerung 1 : 1000.

TAFEL XIV.

Figur 1. Spirochaeta Duttoni aus Mäuseblut. (Nach einem Präparat von P. Uhlenhuth.)

Der Erreger des afrikanischen Rückfallfiebers (Tic fever) ist in diesem Bilde wiedergegeben; das Präparat ist vom Blute einer mit Spirochaeta Duttoni infizierten Maus gewonnen. Mehrere Exemplare zeigen einen dünnen Zwischenfaden in ihrer Mitte (eigenartige Querteilung oder Endstadium der Längsteilung?), andere schmale quere Lücken oder körnige Beschaffenheit des Fadens. Färbung nach Giemsa. Vergrößerung 1 : 1000.

Figur 2. Spirochaeta Obermeyeri aus Mäuseblut. (Original.)

Die Abbildung zeigt zahlreiche Spirochaetae Obermeyeri im Blute einer Maus, die mit dem Erreger des russischen Recurrens geimpft worden war. Mehrere Exemplare weisen schmale quere Lücken oder körnige Beschaffenheit ihres Fadens auf; links findet sich ein Spirochaetenzopf (Agglomeration). Im ganzen erscheinen diese Spirochaeten, die sich auch durch die Art ihrer Bewegung und andere biologische Eigenschaften von der Spirochaeta Duttoni unterscheiden lassen, etwas zarter als die in Figur 1 abgebildeten. Färbung nach Giemsa. Vergrößerung: 1 : 1000.

Figur 3. Spirochaeta gallinarum im Hühnerblut. (Original.)

Diese von Marchoux und Salimbeni entdeckte Spirochaete ist der Erreger einer Hühnerseuche und stammt aus dem Blut eines infizierten Huhns (4. Krankheitstag); sie ist den Recurrens-Spirochaeten ähnlich, nur vielleicht etwas kleiner. Eine gewisse Neigung zur Agglomeration, wie sie in späteren Krankheitsstadien deutlich hervortritt, ist schon hier zu bemerken. Färbung nach Giemsa. Vergrößerung 1 : 1000.

Figur 4. Spirochaeta anodontae (Keysselitz). (Nach einem Präparat von M. Hartmann.)

Diese von G. Keysselitz bei der Teichmuschel (Anodonta) gefundene Spirochaete ist durch ihre Größe und die Schönheit der undulierenden Membran ausgezeichnet. Sie ist flach spiralig gewunden, bandartig abgeplattet und hat spitz auslaufende Enden. Man sieht eine Reihe von Exemplaren, bei welchen sich von dem grau gefärbten, flach gewundenen Körper der etwas dunklere Randfaden der undulierenden Membran deutlich abhebt. Besonders hingewiesen sei auf ein kurzes, gedrungenes, unten gelegenes Exemplar, das in Längsteilung begriffen ist. Eisenhämatoxylinfärbung nach Heidenhain nach Fixierung mit Sublimatalkohol. Vergrößerung 1 : 1000.

Figur 5. Spirochaeta Balbiani (Certes). (Nach einem Präparat
von M. Hartmann.)

Diese Spirochaete kommt im Magen der Auster, hauptsächlich im
sogenannten Kristallstiel vor. Sie besitzt eine schlank fadenförmige Gestalt und ist flach spiralig gewunden; ihre Enden sind stumpf; viele Individuen haben eine außerordentlich schöne undulierende Membran, welche
an dem links gelegenen Exemplar der Abbildung sichtbar ist. Im Ruhezustand durchzieht der Kern als ein spiralig angeordnetes Band den
ganzen Körper. Die Vermehrung geschieht durch Längsteilung. Vor
derselben streckt sich der Kern zu einem geraden homogenen Kernstab,
der in zahlreiche, zuerst stabförmige, dann kleinere runde Segmente zerfällt; alsdann teilen sich diese reihenförmig angeordneten Chromosomen,
und aus den 2 neuen Chromosomenreihen entsteht wieder je ein Spiralband.
Das zweite in der Abbildung dargestellte Exemplar besitzt keine undulierende Membran und zeigt einen in Segmente zerfallenen Kernstab.
Färbung mit Carbolfuchsin. Vergrößerung 1 : 1000.

Figur 6. Trypanosoma equiperdum (Doflein) im Rattenblut.
(Original.)

Das Trypanosoma equiperdum ist der Erreger einer Beschälseuche
der Pferde, der sogenannten Dourine, und ist auch auf Laboratoriumstiere
übertragbar. Das dargestellte Präparat stammt aus dem Blut einer geimpften
Ratte. Man sieht 5 Exemplare von verschiedener Größe. Das hintere
Ende ist etwas abgestumpft; dicht an ihm liegt der rundliche kleine
Blepharoplast, von dem der Randfaden der undulierenden Membran entspringt, welcher nach vorn in die freie Geißel ausläuft. Das bläulich
gefärbte Plasma enthält den oval gestalteten Hauptkern und neben ihm
eine Anzahl dunkel gefärbter chromatoider Körnchen (vegetative Chromidien?). Färbung nach Giemsa. Vergrößerung 1 : 1000.

———

TAFEL XV.

Figur 1. Schnitt eines menschlichen Primäraffekts der Penishaut 8 Wochen nach der Infektion. (Original.)

Der Schnitt stammt von einem gut bohnengroßen Primäraffekt der äußeren Penishaut, der nur eine geringe Erosion zeigte und im Reizserum zahlreiche Spirochaetae pallidae enthielt. Die Spirochaeten sind nur spärlich in der oberen nekrotischen Epithelschicht im Bereich der Erosion, etwas reichlicher in dem tieferen Teile des Rete rings um die Erosion herum. Im Bereich des cutanen Infiltrats sind sie unregelmäßig verteilt und nur in einem bestimmten Bezirk, der etwa dem einen peripheren Drittel der Schnitte entspricht, in ungeheurer Massenhaftigkeit vorhanden. Sie liegen hier zwischen den Infiltratzellen, bilden dichte Filze und Netze um die kleineren Blutgefäße, erfüllen das Lumen und durchsetzen die Wand kleinerer und mittlerer Lymphgefäße oft in ungeheurer Zahl und sind stellenweise auch im Inneren von Fibroblasten, Endothelien, Leukocyten und riesenzellartigen Zellkomplexen aufzufinden. In der Umgebung des Infiltrates lassen sie sich in den oberflächlichen Partien und nach der Tiefe hin auch zwischen den collagenen Fasern und den neugebildeten Gefäßsprossen nachweisen, in letzteren oft in Form dichter Filze. Vereinzelt sind sie auch zwischen den Nervenfibrillen kleinerer Nerven sowie zwischen glatten Muskelfasern und mitunter auch im Lumen kleiner Venen und dilatierter Capillaren gelegen. Der dargestellte Teil des Schnitts zeigt ungeheure Massen von Spirochaeten aus dem parasitenreichen Teil des Infiltrats; die Spirochaeten liegen zum größten Teil zwischen den Infiltratzellen, dichte Zöpfe bildend, und umgeben in Form dichter Filze zwei deutlich erkennbare Blutcapillaren, von denen die eine längs, die andere quer getroffen ist. An einzelnen Stellen, z. B. etwas oberhalb der Mitte, liegen sie auch intracellulär; vielfach sieht man schwarze Punkte, z. T. in Gruppen, welche quer getroffene Spirochaetenfäden darstellen. Imprägnierung nach der neuen Methode von Levaditi und Manouélian. Nachfärbung mit polychromem Methylenblau-Glycerinäther. Vergrößerung 1 : 1000.

Figur 2. Schnitt eines extragenitalen Primäraffekts der Bauchhaut eines Mannes 5 Wochen nach der Infektion. (Original.)

Es handelt sich um einen erbsengroßen, kreisrunden, erhabenen, auf der Höhe erodierten, erst seit kaum 2 Wochen bestehenden Primäraffekt der Bauchhaut unweit des Nabels mit etwas ödematöser Beschaffenheit der umgebenden Haut. In Schnitten dieses Schankers, der im Reizserum ziemlich zahlreiche Spirochaetae pallidae enthielt, fanden sich die Parasiten ebenfalls nur in einer bestimmten Zone des Infiltrates in größerer Anzahl und waren besonders in dem das Infiltrat umgebenden ödematös gequollenen Bindegewebe nachweisbar. Der dargestellte Teil des Schnittes zeigt eine solche ödematöse Partie aus den oberen Schichten der Cutis unmittelbar am Rande des Infiltrates. Das collagene Gewebe ist hier gequollen und läßt bei der Silber-Imprägnierung die fibrilläre Streifung nur stellenweise erkennen. In ihm finden sich ziemlich zahlreiche Spirochaeten, welche gewöhnlich reihenförmig in der Faserrichtung gelegen sind. An anderen Stellen des Präparates sind innerhalb der weniger verquollenen collagenen Faserbündel massenhaft Spirochaetae pallidae in dichten parallelen Zügen zwischen den Fibrillen gelagert. Imprägnierung nach der neuen Methode von Levaditi und Manouélian. Vergrößerung 1 : 1000.

TAFEL XVI.

Figur 1. Großes Lymphgefäß (Wurzel des dorsalen Lymphstrangs) am Grunde des in Tafel XV, Figur 1 dargestellten Primäraffekts. (Original.)

Das hier bei schwacher Vergrößerung dargestellte Lymphgefäß liegt unterhalb der auf Tafel XV, Figur 1 abgebildeten Sklerose und stellt eine der Wurzeln des dorsalen Lymphstrangs dar. Es ist von einem dichten, von erweiterten Capillaren durchsetzten Rundzelleninfiltrat umgeben. Die Spirochaeten lassen sich in verschiedenen Schnitten im Verlauf kleinerer Lymphbahnen bis zu diesem größeren Lymphgefäß verfolgen.

Imprägnierung nach der neuen Methode von Levaditi und Manouélian. Nachfärbung mit polychromem Methylenblau-Glycerinäther. Vergrößerung 1 : 115.

Figur 2. Rechter Zipfel des oben dargestellten Lymphgefäßes. (Original.)

Der rechte Zipfel des vorher abgebildeten größeren Lymphgefäßes ist hier bei starker Vergrößerung dargestellt. In der gequollenen Wand finden sich eine Reihe von Spirochaetae pallidae, die zum Teil dem Endothel dicht angeschmiegt sind; andere liegen im benachbarten Infiltrat, und zwei sind im Lumen einer links gelegenen kleinsten Vene bemerkbar. Einzelne der Spirochaeten zeigen keine deutlichen Windungen und leicht körnige Beschaffenheit.

Darstellung wie in Fig. 1. Vergrößerung 1 : 800.

Ein kleineres Lymphgefäß mit sehr zahlreichen Syphilisspirochaeten aus demselben Primäraffekt ist auf Tafel XXXIII, Figur 1 wiedergegeben.

TAFEL XVII.

Figur 1. Vene am Grunde eines genitalen Primäraffekts
5 ¹/₂ Wochen nach der Infektion. (Nach einem Präparat von M. Wolters.)

Es handelt sich um ein genitales Ulcus durum, welches 5 ¹/₂ Wochen
nach der Infektion excidiert wurde. In den mir zur Verfügung stehenden
6 Schnitten finden sich die Spirochaetae pallidae nur im Lumen einiger
Venen am Grunde des Primäraffektes. Eine dieser Venen ist in der Abbildung dargestellt; sie läßt zwischen den roten Blutkörperchen innerhalb
des Lumens etwa 20 meist lange und typisch gewundene Spirochaetae
pallidae erkennen.

Es mag hier bemerkt werden, daß man sich aus der Untersuchung
eines Teils einer Initialsklerose kein Urteil über die Zahl der vorhandenen
Spirochaeten bilden kann, da, wie schon erwähnt, die Parasiten ungleich-
mäßig verteilt und nicht selten nur im Verlauf einer oder weniger
Lymphbahnen gelegen sind.

Darstellung nach der älteren Methode Levaditis. Vergrößerung 1:500.

Figur 2. Nerv vom Grunde eines genitalen Primäraffekts
mit Spirochaetae pallidae im Peri- und Endoneurium. (Nach
einem Präparat von S. Ehrmann.)

Das Präparat stammt von einer plattenförmigen, schmutzig belegten
Sklerose des Randes eines paraphimotischen Praeputiums. Der hier dargestellte kleine Nerv liegt unmittelbar unter der Cutis; einige Nervenfibrillen sind mit Silber imprägniert; daneben finden sich in größerer Zahl
im Perineurium, in kleinerer zwischen den Nervenfasern typische Spirochaetae pallidae, welche von den nur zum Teil imprägnierten Nervenfibrillen ohne Schwierigkeit unterscheidbar sind. Ähnliche Bilder finden
sich auch in einigen von meinen Präparaten des auf Tafel XV, Fig. 1
dargestellten Primäraffektes.

Imprägnierung nach der älteren Methode Levaditis. Vergrößerung 1 : 1000.

Figur 3. Schnitt einer nässenden Genitalpapel mit Spirochaetae pallidae im Rete Malpighi bei frischer sekundärer
Syphilis. (Original.)

Der Schnitt stammt von einer linsengroßen, knopfförmig erhabenen,
gewucherten Papel des großen Labium bei frischer sekundärer Syphilis.

Die Spirochaeten finden sich reichlich innerhalb einer bestimmten Zone
des Rete Malpighi, welches von Leukocyten durchsetzt ist und stark erweiterte, z. T. in kleine Höhlen verwandelte interspinale Räume aufweist.
In den Cutispapillen sind die Spirochaeten sehr spärlich. Die meisten
Spirochaetae pallidae sind wohlerhalten, und nur wenige zeigen Zerfall
in kleine Segmente und Körnchen. Alle überhaupt vorhandenen Parasiten
sind vom Typus der Pallida; sie liegen in den Interspinalräumen, mitunter den Leukocyten dicht angeschmiegt, selten in deren Protoplasma.
Imprägnation nach der alten Methode Levaditis. Vergrößerung 1:1000.

TAFEL XVIII.

Figur 1. Schnitt einer Analpapel mit Spirochaetae pallidae im Rete Malpighi und im angrenzenden Cutisgewebe. (Nach einem Präparat von E. Bertarelli und G. Volpino.)

Es handelt sich um eine perianale Papel aus der Frühperiode der Syphilis. Bei schwächerer Vergrößerung sieht man die Spirochaeten von den Cutispapillen aus fischzugartig das Bindegewebe und Rete durchsetzen und der Oberfläche zustreben, eine Anordnung, welche außerordentlich bemerkenswert ist, da erfahrungsgemäß die nässenden Papeln für die Verbreitung der Syphilis die Hauptrolle spielen. In dem abgebildeten Teil des Schnittes sieht man links ein Stück einer Cutispapille und rechts den benachbarten Teil eines Retezapfens; das Cutisgewebe ist etwas ödematös gequollen, und das Rete zeigt eine Erweiterung der interspinalen Räume. In den dilatierten Lymphspalten zwischen den Retezellen finden sich ungemein zahlreiche Spirochaeten, z. T. in netzartigen Verbänden; aber auch die infiltrierte Cutis zeigt ziemlich zahlreiche Parasiten, von denen einzelne in der Wand einer längs getroffenen Blutcapillare gelegen sind. Mitunter begegnet man in diesem Präparat, einem der ersten, an welchen Bertarelli und Volpino die Silberimprägnierung gelang, Leukocyten, welche Spirochaeten in ihr Protoplasma aufgenommen haben. (Phagocytose.)

Imprägnierung nach der älteren Schnitt-Methode Volpinos und Bertarellis. Vergrößerung 1 : 1000.

Figur 2. Schnitt einer eben krustös werdenden frischen Exanthempapel. (Nach einem Präparat S. Ehrmanns.)

Der Schnitt ist gewonnen von einer Exanthempapel der Bauchhaut eines an frischer Syphilis leidenden Patienten, der neben einem Primäraffekt ein maculo-papulöses Syphilid zeigte. Die Papel war linsengroß, plateauförmig erhaben und ließ im Centrum eine matte Färbung der überall noch erhaltenen Epidermis als Zeichen beginnender Krustenbildung erkennen. In den erweiterten und mit Leukocyten durchsetzten Interspinalräumen finden sich zahlreiche Spirochaetae pallidae bis dicht zum Stratum granulosum hin, in größter Menge aber in den tiefern Epidermislagen. In der Cutis sind sie viel spärlicher und liegen in der Nähe der Blutgefäße, namentlich in den Spitzen der Papillen, wo sie dem Endothel nicht selten dicht angeschmiegt sind. Die Abbildung gibt einen Teil des Rete und einen schmalen Streifen der benachbarten Cutispapille wieder (an der Grenze Pigment).

Imprägnation nach der ersten Methode Levaditis, Nachfärbung mit polychromem Methylenblau. Vergrößerung 1 : 1000.

TAFEL XIX.

Figur 1. Spirochaeta pallida in Längsteilung (?) aus der Randzone eines orbiculären Syphilids 6¹/₂ Monate nach der Infektion.
(Original.)

Der Schnitt stammt von einer 19jährigen Patientin, die seit 6¹/₂ Monaten
an Syphilis litt und noch nicht behandelt worden war. Neben zahlreichen
nässenden Genitalpapeln, Drüsenschwellungen, syphilitischer Angina und
annulärer Roseola fanden sich bei ihr markstück- bis talergroße ring-
förmige papulöse Herde (orbiculäre Syphilide) an der Stirn und Rücken-
haut. Ein Teil des Randes eines orbiculären talergroßen Syphilids der
Schulter wurde excidiert und nach der neuen Methode Levaditis und
Manouélians imprägniert. Die Spirochaeten finden sich in ziemlich
großer Zahl in den obern Schichten der Cutis, in den Papillen und den
tiefern Lagen des Rete Malpighi; am zahlreichsten sind sie im peripheren Randwall des Infiltrats; soweit sie hier im Rete vorgedrungen sind,
fehlt das Pigment (ein für die Entstehung des Leukoderms wichtiger Befund).

In der Abbildung ist bei sehr starker Vergrößerung ein Exemplar
wiedergegeben, das an dem einen Ende als einfacher dünner Faden
beginnt, um nach der Mitte hin anzuschwellen und in 2 dünnere genau
gleich lange Tochterfäden überzugehen. Die Windungen sind gut aus-
geprägt. Allem Anschein nach handelt es sich hier um ein in Längsteilung begriffenes Exemplar; bekanntlich gibt Schaudinn in seiner
Nachlaßarbeit an, daß er diesen Vorgang dreimal an lebenden Spir. pallidae
beobachtet habe.

Vergrößerung 1:2250.

Figur 2. Spirochaeta pallida im erweiterten Lymphgefäß
einer stark geschwollenen indolenten Leistendrüse bei 6¹/₂ Monate
alter unbehandelter Syphilis. (Original.)

Das Präparat stammt von der vorher genannten 19jährigen Patientin
und zwar aus einer walnußgroßen Inguinaldrüse. In einem von geschwellten
Endothelien umgebenen und mit einer albuminösen Masse gefüllten Lymph-
raum findet sich eine 7 Windungen aufweisende Spirochaeta pallida, welche
mehrere knotige Verdickungen ihres Fadens erkennen läßt. Ähnliche Bilder
finden sich an mehreren Stellen der untersuchten Schnitte, und zwar stets
in der Tiefe der Drüse, nicht nahe der Kapsel.

Imprägnierung nach der neuen Methode Levaditis und Manouélians.
Vergrößerung 1:1000.

Figur 3. Spirochaeta pallida in der Wand von Blutgefäßen aus der in Figur 2 genannten Leistendrüse. (Original.)

Beide Gefäße (Capillare und kleinste Vene) liegen nahe beieinander dicht am Randsinus der convexen Seite der Drüse. Man sieht zahlreiche Spirochaeten, die den Endothelien dicht angeschmiegt und teilweise auch in ihrem Protoplasma gelegen zu sein scheinen; einzelne ragen z. T. ins Lumen bis dicht an die Erythrocyten. Die Spirochaeten sind sehr zart imprägniert und weisen teilweise Degenerationszeichen (unregelmäßige Form und Zerfall) auf. Auch in der Umgebung des größeren Gefäßes sind einzelne Parasiten zwischen den Lymphocyten gelegen.

Die Verteilung der Spirochaeten innerhalb dieser Drüse ist eine sehr unregelmäßige; am reichlichsten finden sie sich in der Rinde unweit des Randsinus, wo besonders die Wandungen kleiner Blut- und Lymphgefäße und die Trabekel stellenweise ganze Schwärme von ihnen enthalten. In den Blutgefäßwänden sind sie so zahlreich und zum Teil senkrecht zum Lumen gerichtet, daß eine Einwanderung in die Blutbahn angenommen werden muß. Im lymphoiden Gewebe sind sie spärlich, in den Keimcentren sind wohlgebildete Spirochaeten nicht zu finden. Mitunter sah ich in diesem und einem andern Fall verklumpte Exemplare innerhalb von Phagocyten.

Imprägnierung nach der neuen Methode von Levaditi und Manouélian. Vergrößerung 1:1000.

TAFEL XX.

Figur 1. Spirochaeta pallida in der Randpartie eines serpiginösen tuberösen Spätsyphilids. (Nach einem Präparat von J. Doutrelepont.)

Das Präparat stammt von einem 38 jährigen Manne, der bereits 1 Jahr zuvor an ulcerösen Syphiliden behandelt worden war, und wurde durch Excision des serpiginösen Randes eines nicht ulcerierten tuberösen Syphilids gewonnen. Das Alter der Krankheit ließ sich nicht genau bestimmen. Man sieht in einem zwischen collagenen Bündeln gelegenen Infiltratzug eine wohlgewundene, V-förmig umgeknickte Spirochaete, deren einer Schenkel einer mononucleären Zelle dicht angeschmiegt ist. Doutrelepont konnte in einzelnen Schnitten bis zu 5 Spirochaeten in einem Gesichtsfeld nachweisen. (Ich habe in einem Gummiknoten der Haut neben anderen Exemplaren eine intracellulär gelegene Syphilisspirochaete gesehen.)

Imprägnierung nach der neuen Methode von Levaditi und Manouélian. Vergrößerung 1:1000.

Figur 2. Nebennierenschnitt eines an frischer, $6^1/_2$ Monate alter Syphilis verstorbenen Mannes mit zahlreichen Spirochaetae pallidae. (Nach einem Präparat von L. Jacquet und A. Sézary.)

Es handelt sich um die Nebenniere eines 66 jährigen Mannes, welcher etwa $6^1/_2$ Monate nach der Infektion mit Syphilis an einer cerebralen Hämorrhagie verstorben ist. Bei der Untersuchung der inneren Organe fanden sich nur in den vergrößerten harten Nebennieren Spirochaetae pallidae. Der betreffende Patient litt gleichzeitig an einer wenig vorgeschrittenen Lungentuberkulose, indessen waren die Nebennieren frei von dieser Erkrankung. In der verdickten Kapsel der Glandulae suprarenales waren sehr spärliche Spirochaetae pallidae nachweisbar, ziemlich zahlreiche dagegen in der Rindenschicht, wo sie teils im Bindegewebe, teils zwischen und in den vielfach vacuolisierten Zellen, besonders der Zona fascicularis, in unregelmäßiger Verteilung gelegen sind. Viele Exemplare sind granuliert und in körnigem Zerfall begriffen. In keinem anderen Organ, auch nicht in den Scrotalpapeln — Patient hatte eine Hg-Kur ca. $1^1/_2$ Monate vor dem Tode beendet — waren Spirochaeten nachzuweisen. In der Abbildung ist ein Teil der Rindenschicht mit meist extracellulär gelegenen Parasiten dargestellt.

Alte Methode Levaditis. Vergrößerung 1:1000.

Figur 3. Arteriitis syphilitica cerebralis mit zahlreichen Spirochaetae pallidae. (Nach einem Präparat von C. Benda.)

Die Präparate stammen von einem 42 jährigen Mann, der mit schweren cerebralen Symptomen ins Krankenhaus kam und nach 3 Tagen unter

Hinzutreten einer Bronchopneumonie starb. Die Sektion ergab beginnende
Erweichung beider Großhirnhemisphären, welche auf eine Thrombose der
Carotiden in ihrem intraduralen Abschnitt zurückzuführen war. Die
Erkrankung der Hirnarterien ließ sich schon makroskopisch mit Sicherheit
als syphilitisch erkennen, und die mikroskopische Untersuchung ergab
das Bild frischer Arteriensyphilis mit charakteristischer proliferierender
Endarteriitis und Rundzellen-Infiltraten in der Media und Adventitia sowie
Nekrosen in der letzteren; sonst fehlten sichere Zeichen von Syphilis;
nachträglich aber konnte festgestellt werden, daß der Verstorbene vor nicht
näher zu bestimmender Zeit an dieser Krankheit gelitten hatte. Die Spirochaeten wurden ausschließlich in einem begrenzten Herde der Arteria
fossae Sylvii an der Grenze der Media und Adventitia, und zwar vor-
wiegend in letzterer, nachgewiesen. Sie fanden sich spärlich innerhalb
des Infiltrats, in großen Mengen aber in dem an dieses anstoßenden un-
veränderten Bindegewebe. Die Abbildung zeigt eine große Zahl von
Spirochaeten, welche zwischen den collagenen Fasern verlaufen, z. T.
wohl erhaltene Windungen aufweisen, z. T. aber mehr oder weniger
gestreckt oder in körnigem Zerfall begriffen sind.

Ältere Methode Levaditis. Vergrößerung 1:1000.

Figur 4. Hellersche Aortitis syphilitica mit Spirochaetae
pallidae bei Spätsyphilis. (Nach einem Präparat von G. Schmorl.)

Das Präparat dieser Aortitis rührt von einem Manne her, der sich
3 Jahre vor seinem Tode mit Lues inficiert hatte, nur in ganz ungenügender
Weise mit antisyphilitischen Mitteln behandelt worden war und an einer
Pericarditis zugrunde ging. In der Aortenwand fanden sich typische
gummöse Prozesse; während an vielen Stellen Spirochaeten fehlten, konnte
Schmorl 2 kleine Herde mit Spirochaetae pallidae auffinden, von denen
der eine im Bereich eines gummösen Infiltrates, der andere außerhalb
eines solchen in der deutliche Degenerationszeichen aufweisenden Media
dicht unterhalb einer Intimaverdickung gelegen war. Ein Teil des letzt-
genannten Herdes ist in der Abbildung wiedergegeben. Die Spirochaeten
sind spärlicher als in dem augenscheinlich frischeren Bendaschen Falle
von Arteriitis, folgen gewöhnlich der Richtung der Bindegewebsfibrillen
und zeigen vielfach die charakteristischen Windungen. An manchen Stellen
des Schnittes sind sie zum Teil mehr gestreckt, zum Teil auch (wie aus
der Abbildung ersichtlich) in körnigem Zerfall begriffen. Erwähnt sei hier,
daß sich in einem anderen von Reuter beschriebenen Falle von Aortitis
Spirochaeten in den Intima-Wucherungen zwischen den Fibrillen eingebettet
fanden, zumal an den Stellen, wo regressive Veränderungen noch fehlten.

Ältere Methode Levaditis. Vergrößerung 1:800.

TAFEL XXI.

Figur 1. Kleiner Bronchus aus der Lunge eines 8 Stunden
nach der Geburt verstorbenen Kindes mit Pneumonia alba; Übersichtsbild. (Nach einem Präparat von E. Gierke.)

Die Lunge dieses auch mit Pemphigus syphiliticus behafteten Kindes
zeigte typische weiße Pneumonie mit Verdickung der Alveolarwände und
zelliger Durchsetzung der Bronchialwände, deren Epithel stellenweise abgehoben ist. In den völlig mit Zellen erfüllten Alveolen liegen die Spirochaetae pallidae in großen Massen, ebenso in den Alveolarsepten und
vielfach auch in den Wandungen der kleineren Bronchien und z. T. auch
der Blutgefäße. Der kleine abgebildete Bronchus zeigt noch wohl er-
haltenes, stellenweise abgehobenes Epithel; in seiner Umgebung findet sich
ein kleinzelliges Infiltrat, das auch die benachbarten Alveolen erfüllt.
Das Lumen dieses Bronchus ist von mononucleären Zellen völlig ausgefüllt.
Schon bei dieser schwachen Vergrößerung erkennt man die ungeheuren
Spirochaetenmassen, welche geradezu einen schwarzen Ring in der Bronchial-
wand bilden, allenthalben das Cylinderepithel durchwandern und im Innern
sich in großer Menge anhäufen. Auch im umgebenden Lungengewebe
sind die Spirochaeten sichtbar.

Imprägnierung nach der älteren Methode Levaditis. Vergrößerung
1 : 330.

Figur 2. Spirochaetae pallidae im Lumen, zwischen den
Epithelien und in der Wand des oben abgebildeten Bronchus bei
stärkerer Vergrößerung. (Nach einem Präparat von E. Gierke.)

In dem abgebildeten Teil des Schnittes sieht man rechts ein dichtes
Netz von Spirochaetae pallidae in der zellig infiltrierten, bindegewebigen
Wand des kleinen Bronchus. Zwischen den Zellen des etwas abgehobenen,
sonst aber gut erhaltenen Cylinder-Epithels finden sich zahlreiche Spirochaeten, welche dasselbe senkrecht zur Lichtung durchwandern. Im Lumen
selbst sind zahlreiche Rundzellen gelegen, zwischen welchen sich große
Mengen von Syphilis-Spirochaeten finden. Nicht selten entdeckt man an
manchen Stellen des Schnittes auch intracellulär gelegene, von kleineren
oder größeren Rundzellen phagocytierte Parasiten.

Ältere Methode Levaditis. Vergrößerung 1:1000.

TAFEL XXII.

Figur 1. Spirochaetae pallidae in der Leber eines 8 Monate alten, während der Geburt gestorbenen Foetus. (Original.)

Das Präparat stammt von der stark vergrößerten, derben Leber eines 8monatlichen, kurz vor der Geburt gestorbenen Foetus. Die Leberzellen sind noch gut erkennbar und kernhaltig, in den Interstitien finden sich mononucleäre Rundzellen und rote Blutkörperchen. Die meist zwischen den Zellen gelegenen Spirochaetae pallidae zeigen zum Teil gut erhaltene Windungen und typische Form; einige lassen aber kugelige Endkörperchen (Aufrollung) und Zerfall in Körnchen erkennen. Die größern, durch Silber geschwärzten (bei intensiver Beleuchtung mehr bräunlichen) Kügelchen haben mit den Spirochaeten nichts zu tun.

Imprägnierung nach der ersten Methode Levaditis, Färbung mit polychromem Methylenblau-Glycerinäther. Vergrößerung 1:1000.

Figur 2. Spirochaetae pallidae in der Leber eines bald nach der Geburt verstorbenen congenital-syphilitischen Kindes. (Nach einem Präparat C. Levaditis.)

Das Kind, von welchem dieses Präparat herrührt, starb noch am Tage der Geburt. Es zeigte zahlreiche Pemphigusblasen. In der in ihrer histologischen Struktur ziemlich normalen Leber finden sich zahlreiche Spirochaetae pallidae, welche besonders in den Gefäßwänden angehäuft und zum Teil auch frei im Lumen gelegen sind. Die Figur zeigt die Wand einer kleinen Vene mit zahlreichen Spirochaeten innerhalb ihres Gewebes und einem schönen Exemplar im Lumen. Auch zwischen den der Gefäßwand benachbarten Leberzellen liegen zahlreiche Parasiten.

Imprägnierung nach der ersten Methode Levaditis. Nachfärbung mit Methylenblau. Vergrößerung 1:800.

Figur 3. Spirochaetae pallidae in der Niere eines wenige Stunden nach der Geburt verstorbenen congenital-syphilitischen Kindes. (Original.)

Die Niere zeigte makroskopisch keine Besonderheiten. Der abgebildete Schnitt enthält im ganzen nur spärliche Spirochaetae pallidae, welche an manchen Stellen der Rinden- und Marksubstanz in unregelmäßiger Verteilung gelegen sind. Während die Glomeruli von Spirochaeten frei sind, finden sich zwischen den Epithelien und mitunter auch im Lumen der Tubuli contorti ab und zu Spirochaeten. Auch in dem etwas vermehrten und stellenweise infiltrierten Bindegewebe zwischen den Harnkanälchen und zuweilen auch in den geraden Harnkanälchen sind Parasiten in spär-

licher Zahl vorhanden. In der Abbildung findet sich oben rechts ein Teil
eines Glomerulus, während links und nach unten 2 Durchschnitte gewundener
Harnkanälchen nebst einem Teil eines dritten vorhanden sind. Zwischen
den Epithelien dieser Harnkanälchen und in der Umgebung einer oben
links gelegenen Blutcapillare sind eine Reihe von Spirochaetae pallidae
bemerkbar. — Bekanntlich sind die Spirochaeten auch im Urin congenital-
syphilitischer Kinder nachgewiesen worden.

Alte Methode Levaditis. Vergrößerung 1:1000.

Figur 4. Sehr zahlreiche Spirochaetae pallidae im Pankreas
eines ausgetragenen totgeborenen Kindes. (Nach einem Präparat
von M. Versé.)

Das Kind stammt von einer keine syphilitischen Zeichen aufweisenden
Mutter. Bei der Sektion wurden neben Pemphigus syphiliticus weiße
Pneumonie, interstitielle Hepatitis und Pankreatitis, leichte Milzschwellung,
Infiltration der Muscularis und Submucosa des Darms und beginnende
Osteochondritis specifica festgestellt.

Das leicht gequollene, von stärker gefüllten Gefäßen durchzogene
und junges, etwas reichlicher entwickeltes Bindegewebe aufweisende
Zwischengewebe wimmelt geradezu von Spirochaeten, die aber nur in
spärlicher Zahl sich auch zwischen die Zellen der Acini verfolgen lassen.
In der Nachbarschaft der Gefäße sind sie am zahlreichsten.

Imprägnierung nach der alten Methode Levaditis. Vergrößerung
1:1000.

TAFEL XXIII.

Figur 1. Nebenniere eines 8 Stunden nach der Geburt verstorbenen congenital-syphilitischen Kindes. (Nach einem Präparat E. Gierkes.)

Die Nebenniere zeigt eine hyperämische, mit polynukleären Zellen infiltrierte Markzone und perivasculäre Infiltrate an der Grenze von Mark und Rinde, sowie in der Rinde selbst, und zwar besonders in den äußersten Schichten, ferner eine Verdickung der Kapsel. Die Spirochaeten finden sich in ungeheueren Mengen, ganz besonders in den äußeren Schichten der Rinde und in der Kapsel, sowie in den Septen, welche von ihr ausgehend in die Rinde einstrahlen. In der Abbildung ist bei mittlerer Vergrößerung ein Teil der Rinde und der angrenzenden, aufgelockerten und infiltrierten Kapsel wiedergegeben. Die Spirochaeten durchsetzen in gewaltigen Massen die Kapsel, die Wandungen der Blutgefäße, sowie die Septen der Rinde, finden sich aber auch in großer Zahl zwischen und teilweise auch in den Rindenzellen. Die Erythrocyten haben sich hier eigenartig braunrot imprägniert.

Ältere Methode Levaditis. Vergrößerung 1:250.

Figur 2. Milz eines macerierten Foetus mit zahlreichen Spirochaetae pallidae. (Original.)

Es handelt sich um einen ziemlich stark macerierten Foetus aus dem 7. Schwangerschaftsmonat, der in den verschiedensten Organen zahlreiche Spirochaetae pallidae enthielt. In dem dargestellten Schnitt der vergrößerten Milz sieht man in der Mitte das Lumen eines Blutgefäßes mit einzelnen Spirochaeten im Innern; in dem macerierten Gewebe der Umgebung sind die Kerne z. T. noch erkennbar; Spirochaeten finden sich hier in großer Menge, viele mit schönen regelmäßigen, zahlreichen Windungen, manche mit einem, einzelne mit 2 kugelförmigen Endkörperchen, andere wieder gestreckt oder in Zerfall begriffen. Auch isolierte kleine Kügelchen, die wohl aus Spirochaeten hervorgegangen sein dürften, sind hier vorhanden; besonders hingewiesen sei auf die hantelartigen Spirochaeten, welche aus 2 Endkügelchen bestehen, die durch einen kurzen geraden oder noch mit Windungen versehenen dünnen Faden verbunden sind.

Ältere Methode Levaditis. Vergrößerung 1:1000.

Figur 3. Spirochaetae pallidae in der Muskulatur des Dünndarms von einem macerierten syphilitischen Foetus. (Nach einem Präparat von E. Paschen.)

Die Dünndarmwand dieses etwa 7 Monate alten, mäßig stark macerierten Foetus enthält sehr zahlreiche Spirochaeten sowohl in den übrigen

Schichten als auch ganz besonders in der Muscularis. Die Spirochaeten liegen in ungeheuer dichten Reihen zwischen den Muskelfasern, die noch ziemlich deutlich erkennbar sind, und zwar gewöhnlich parallel den Muskelfasern angeordnet. Im oberen Abschnitt der Zeichnung sieht man, wie sie in dichten Zügen die Wand eines kleinen Gefäßes, in dessen Lumen ebenfalls 1 Exemplar gelegen ist, durchsetzen, und zwischen den hier quer getroffenen glatten Muskelfasern meist nur kurze Segmente der in der Mehrzahl auch senkrecht zur Schnittrichtung getroffenen Spirochaeten hervortreten. An anderen Stellen dieses Schnittes bemerkt man zahlreiche Spirochaeten auf der Wanderung durch die Darm-Epithelien, und es mag hier (unter Verweisung auf Tafel XXI) nur kurz darauf hingewiesen werden, daß sowohl bei Foeten wie bei lebend geborenen Kindern die Spirochaeten häufig das Darmepithel durchsetzend in Meconium und Faeces hineingelangen.

Ältere Methode Levaditis. Vergrößerung 1 : 1000.

Figur 4. Magenwand eines kurz nach der Geburt verstorbenen congenital-syphilitischen Kindes. (Nach einem Präparat von M. Versé.)

Das 46 cm lange Kind, von dem das Präparat stammt, starb nach wenigen Atemzügen. Die Magenwand zeigt, besonders in der Muscularis mucosae, aber auch innerhalb der Mucosa und besonders in den Blutgefäßwandungen ziemlich zahlreiche Spirochaeten. In dem dargestellten Schnitt sieht man den unteren Abschnitt von 3 Fundusdrüsen, deren Zellen z. T. von Spirochaeten umflochten sind, und zwischen den Rundzellen der Mucosa und in der Wandung einer kleineren Vene reichliche Parasiten; 1 Exemplar ist auch im Lumen zwischen Erythrocyten gelegen. In den Drüsenzellen haben sich teilweise Granulationen mit Silber braunrötlich gefärbt.

Ältere Methode Levaditis. Vergrößerung 1 : 1000.

Figur 1. Spirochaetae pallidae im Periost bei Osteochondritis syphilitica eines kurz nach der Geburt gestorbenen Kindes. (Nach einem Präparat von M. Versé.)

Es handelt sich um das in Tafel XXIII, Fig. 4 erwähnte Kind, welches eine typische Osteochondritis an Femur und Tibia darbot. In dem an die Epiphysenlinie der Tibia anstoßenden, flach getroffenen Periost sieht man, wie die Abbildung zeigt, ziemlich zahlreiche Spirochaeten mit meist typischen Windungen sowohl im Bindegewebe als auch im Lumen eines längs getroffenen Blutgefäßes.

Ältere Methode Levaditis. Vergrößerung 1 : 1000.

Figur 2. Spirochaetae pallidae in den Markräumen bei Osteochondritis syphilitica. (Nach einem Präparat von E. Bertarelli.)

Es handelt sich um die Femur-Epiphyse eines etwa 7 Monate alten syphilitischen Foetus. Die Verknöcherungslinie ist verbreitert, unregelmäßig gezackt. Auf der Abbildung, welche aus dieser spezifisch erkrankten Zone stammt, sieht man eine Reihe von Spirochaeten mit meist typischen Windungen innerhalb der Markräume sowie vereinzelt in deren nächster Umgebung auch in der Grundsubstanz.

Neuere Methode von Volpino und Bertarelli. Vergrößerung 1 : 1000.

Figur 3. Spirochaetae pallidae im Inhalt einer Pemphigusblase eines bald nach der Geburt verstorbenen congenitalsyphilitischen Kindes. (Nach einem Präparat von C. Levaditi.)

Der Schnitt stammt von einer kleinen Pemphigusblase der Fußsohle; die Spirochaeten finden sich sowohl im Bindegewebe der Papillen und angrenzenden Cutis unterhalb der Pemphigusblase als auch zwischen den Retezellen und im Inhalt der Blase. Dargestellt ist ein Teil vom Grunde der intraepidermoidal gelegenen Blase; links bemerkt man zusammenhängende Retezellen, während sich rechts abgestoßene Epithelzellen und Leukocyten finden, die den Inhalt der Blase bilden. Zwischen den noch im festen Verbande befindlichen Retezellen sind hier nur wenig Parasiten vorhanden, im Inhalt der Blase dagegen finden sie sich in größerer Zahl zwischen den Zellen. Meist sind sie, wie in der Abbildung, einzeln gelegen, an anderen Stellen aber treten sie auch in Form kleinerer agglomerierter Häufchen auf.

Ältere Methode Levaditis. Nachfärbung mit Methylenblau. Vergrößerung 1 : 800.

Figur 4. Schweißdrüse unterhalb einer Pemphigusblase mit
Spirochaetae pallidae. (Nach einem Präparat von C. Levaditi.)

Die hier abgebildeten Schweißdrüsenlumina sind unter der in Fig. 3
dargestellten Pemphigusblase gelegen. Man bemerkt in ihnen eine Reihe
von Spirochaetae pallidae, welche zwischen den Drüsenzellen gelagert
sind und stellenweise bis an das Lumen heranreichen. Eine Spirochaete
ist im Bindegewebe in der Nähe eines Drüsendurchschnitts sichtbar. An
anderen Stellen desselben Präparates finden sich mitunter auch Spirochaeten frei im Lumen des Schweißdrüsenkanals. Darstellung und Vergrößerung wie in Fig. 3.

<h1 style="text-align:center">TAFEL ·XXV.</h1>

Figur 1. Spirochaetae pallidae im Hoden bei Orchitis eines congenital-syphilitischen Kindes. (Nach einem Präparat von Schneider.)

Es handelt sich um den Hoden eines congenital-syphilitischen Kindes, der zwischen den Hodenkanälchen eine starke zellige Wucherung erkennen läßt, während im Nebenhoden nur eine leichte zellige Infiltration besteht. Wie die Abbildung zeigt, sind die Spirochaeten nicht nur zwischen den Infiltratzellen im interstitiellen Gewebe vorhanden, sondern auch zwischen den Epithelien der Hodenkanälchen und im Lumen derselben in großen Mengen nachweisbar. Der Nebenhoden zeigt nur spärliche Parasiten im interstitiellen Gewebe. Genauere Angaben über das Alter des Kindes, von dem das Präparat herstammt, sind in der kurzen Publikation Schneiders nicht gemacht worden.

Neuere Methode von Volpino und Bertarelli. Vergrößerung 1 : 750.

Figur 2. Ovarium eines 7 Monate alten Foetus mit Spirochaetae pallidae auch in den Ovula. (Nach einem Präparat von M. Wolters.)

Der macerierte etwa 7 Monate alte Foetus enthielt in fast allen Organen reichlich Spirochaeten. Im Ovarium finden sich die Parasiten nicht nur im interstitiellen Gewebe, sondern auch, wie die Mikrometerschraube zeigt, im Protoplasma der Eizellen, bis an deren Kern sie dicht heranreichen. Dieser wichtige Befund ist zum ersten Mal von Wolters und mir unabhängig von einander an verschiedenen Präparaten dieses Falles gemacht worden. (Vergl. hierzu Tafel XXVI, Figur 2.) — Hier mag darauf hingewiesen werden, daß auch andere Spirochaeten, wie die des afrikanischen Rückfallfiebers, in den Ovarien der Zecken von R. Koch gefunden worden sind, und daß Levaditi die Hühnerspirochaete in den Ovula des Ovariums der Hühner hat nachweisen können.

Ältere Methode Levaditis. Vergrößerung 1 : 1000.

TAFEL XXVI.

Figur 1. Agglomerierte Spirochaetenhaufen in subcutanen Venen des Ohrs eines 2 Monate alten congenital-syphilitischen Kindes. (Nach einem Präparat von M. Koch.)

Das Kind, von welchem dieses Präparat stammt, starb 2 Monate alt, nachdem es zuvor ein ausgedehntes papulöses Syphilid, das besonders den Kopf und einen Teil des Gesichts dicht bedeckte und zunächst für ein seborrhoisches Eczem gehalten worden war, gezeigt hatte. In fast allen inneren Organen fanden sich außerordentlich große Mengen von Spirochaeten. Der Schnitt stellt einen Teil der Subcutis des einen von dem Exanthem betroffenen Ohres mit stark dilatierten Venen in der Nähe des Knorpels dar. Im Lumen dieser Gefäße sieht man neben einzelnen Spirochaeten mehrere kleinere und größere, aus zahllosen Parasiten zusammengesetzte Haufen (Agglomeration). Ähnliche Bilder findet man zuweilen auch im Reiz- oder Saug-Serum von nässenden Papeln oder Primäraffekten, wie zuerst von meinem Schüler Mulzer bereits im Sommer 1905 hervorgehoben worden ist.

Ältere Methode Levaditis. Vergrößerung 1 : 500.

Figur 2. Spirochaetae pallidae im Ovarium eines 5 Tage nach der Geburt verstorbenen congenital-syphilitischen Kindes. (Nach einem Präparat von J. Doutrelepont.)

Das Kind, von welchem das Präparat stammt, wog bei der Geburt 2400 g und wies einen starken Ascites, sonst aber keine Krankheitserscheinungen auf. Der Ascites wurde punktiert und centrifugiert; im Sediment fanden sich neben Erythrocyten zahlreiche Spirochaetae pallidae. Das Ovarium dieses Kindes enthält reichliche Spirochaetae pallidae, welche zum größeren Teil im Bindegewebe gelegen sind, zum Teil aber den Ovula sich dicht anschmiegen oder auch im Protoplasma eingeschlossen sind. — Bei einem noch älteren Kinde, das erst am 30. Tage nach der Geburt starb, hat Levaditi ebenfalls Syphilisspirochaeten im Innern der Ovula nachgewiesen.

Ältere Methode Levaditis. Vergrößerung 1 : 1000.

Figur 3. Phagocytose in der Lunge eines congenital-syphilitischen Kindes. (Nach einem Präparat von E. Gierke.)

Das Präparat stammt aus der Lunge eines 4 Tage nach der Geburt verstorbenen congenital-syphilitischen Kindes. Abgebildet ist hier der

— 40 —

Inhalt eines Alveolus, in dem sich neben größeren abgestoßenen Zellen zahlreiche polynucleäre Leukocyten finden. Einzelne dieser Zellen enthalten nur wenige Spirochaeten, andere dichte zusammengeballte Knäuel derselben, welche fast das ganze Zellprotoplasma erfüllen. Zwischen diesen beiden Extremen lassen sich alle Übergänge in bester Weise erkennen. Auch körniger Zerfall und Verklumpung tritt an einzelnen Stellen deutlich hervor. Wenn auch die Phagocytose der Spirochaeta pallida in den Alveolen gerade bei Pneumonia alba häufig beobachtet wird, so sind doch so instruktive Bilder wie das hier wiedergegebene selten anzutreffen.

Ältere Methode Levaditis. Vergrößerung 1 : 1000.

TAFEL XXVII.

Figur 1. Spirochaetae pallidae in der Cornea eines syphilitischen Foetus. (Nach einem Präparat von M. Wolters.)

Die Cornea dieses stark macerierten syphilitischen Foetus wurde in Flachschnitte zerlegt und zeigt spärliche, in kleinen Gruppen angeordnete und vor allen Dingen in den tieferen Schichten gelegene Spirochaetae pallidae. Die Abbildung stellt 2 derartige, nahe beieinander gelegene Gruppen meist noch typisch gewundener Parasiten dar; die Kerne haben sich infolge der starken Maceration nicht mehr imprägniert. Dieser Befund, der auch von anderen Autoren, z. B. Doutrelepont und Grouven, erhoben worden ist, verdient besonderes Interesse mit Rücksicht auf die allerdings erst mehrere Jahre später klinisch in die Erscheinung tretende Keratitis interstitialis congenital-syphilitischer Kinder.

Ältere Methode Levaditis. Vergrößerung 1 : 1000.

Figur 2. Nervus opticus eines syphilitischen Foetus mit Spirochaetae pallidae. (Nach einem Präparat von H. Bab.)

Der Augapfel dieses etwa 8 Monate alten, wenig macerierten Foetus zeigte makroskopisch keine Veränderung. In ihm konnten Syphilisspirochaeten in der Substantia propria der Cornea, in der Iris, besonders reichlich aber in der Chorioidea nachgewiesen werden; außerdem fanden sich einzelne Parasiten innerhalb des Nervus opticus unweit der centralen Gefäße. Die dargestellte Abbildung gibt einen Teil eines Schrägschnittes des Sehnerven wieder und läßt einzelne Parasiten in unmittelbarer Nachbarschaft der in diesem Teil des Schnittes nicht sichtbaren centralen Vene erkennen. Die Spirochaeten sind dunkelschwarz; imprägnierte Nervenfasern sind an dieser Stelle nicht vorhanden; die Kerne sind noch deutlich erkennbar.

Ältere Methode Levaditis. Vergrößerung 1 : 1000.

Figur 3. Spirochaetae pallidae im Herzmuskel eines congenital-syphilitischen Foetus. (Nach einem Präparat von H. Beitzke.)

Es handelt sich um eine kurz vor der Geburt abgestorbene syphilitische Frucht etwa aus dem 8. Schwangerschaftsmonat. Der Schnitt stammt aus der Muskulatur des linken Ventrikels, dessen Zellen gut erhalten sind und die Querstreifung bei der Silberimprägnierung deutlich erkennen lassen. Die Spirochaeten sind in großer Zahl vorhanden und zwischen den Muskelzellen gelegen, denen sie sich dicht anschmiegen. Neben einigen Kernen, die zum Teil den Muskelzellen, zum Teil Rundzellen angehören, sieht man spärliche, braun tingierte collagene Fasern.

Ältere Methode Levaditis. Vergrößerung 1 : 1000.

Figur 4. Nabelvene eines syphilitischen Foetus mit Spirochaetae pallidae in der Gefäßwand. (Nach einem Präparat von M. Wolters.)

In der Nabelschnur des etwa 7 Monate alten Foetus finden sich an einzelnen Stellen mäßig zahlreiche Spirochaetae pallidae. Abgesehen von spärlichen Exemplaren in der Whartonschen Sulze liegen die Spirochaeten in der Wand der Vena umbilicalis, und zwar spärlich in der Intima, in größerer Zahl in den äußern Gefäßhäuten mit Bevorzugung der Media. Eine Anzahl von Parasiten ist in körnigem Zerfall begriffen, andere zeigen recht deutlich die schon früher erwähnten Endkörperchen (mitunter in Hantelform). Im oberen Teil der Abbildung ist ein Haufen von Erythrocyten im Lumen der Vene sichtbar. Einzelne Kerne haben sich noch ziemlich gut imprägniert.

Ältere Methode Levaditis. Vergrößerung 1 : 1000.

TAFEL XXVIII.

Figur 1. Spirochaetae pallidae in der Placenta eines syphilitischen Foetus. (Nach einem Präparat von E. Paschen.)

Die Spirochaeten finden sich in dem mir überlassenen Schnitt nur
in spärlicher Anzahl und sind stets in der Nähe der Gefäße gelegen, und
zwar lediglich im foetalen Anteil der Placenta. Die Abbildung zeigt
3 typisch gewundene Exemplare in der Umgebung eines Gefäßes. Nach
den bisherigen Untersuchungen, vor allem denen F. Mohns, gelingt der
Spirochaetennachweis in syphilitischen Placenten nur bei einem Teil der
Fälle; Mohn vermochte sie nur im foetalen Abschnitt der Placenta, besonders
in den Zotten, nachzuweisen, während andere Autoren (z. B. Hübsch-
mann) sie auch im mütterlichen Anteil gefunden haben.
Ältere Methode Levaditis. Vergrößerung 1 : 1000.

Figur 2. Spirochaeta refringens in den oberen Epidermis-
schichten einer nässenden Genitalpapel. (Original.)

Es handelt sich um eine hypertrophische Papel vom großen Labium
einer Frau mit frischer sekundärer Syphilis. In den Schnitten dieser
Papel fanden sich sowohl im Rete wie auch in den oberen Cutisschichten
zahlreiche unregelmäßig verteilte Spirochaetae pallidae. Außer ihnen
waren im Bereich von Epithelnekrosen dichte Haufen gröberer Spirochaeten nachweisbar, welche sich zum Teil und in spärlicher Zahl bis
zu den tieferen Schichten des Rete verfolgen ließen. In der Abbildung
ist ein Teil der oberen Schicht des Rete dargestellt, und man sieht
zwischen den noch Kernfärbung aufweisenden Retezellen spärliche Spirochaetae refringentes, während in der anstoßenden nekrotischen Schicht
dichte Zöpfe und Haufen dieser Schmarotzer gelegen sind. Die hier dargestellten Spirochaeten sind fast durchweg dicker als die Pallida und zeigen
flachere, unregelmäßigere und spärlichere Windungen, so daß die Unterschiede auch bei der Silberimprägnation erkennbar sind. Die in der Abbildung bemerkbaren schwarzen Körnchen sind wohl größtenteils aus zerfallenen Spirochaeten hervorgegangen.
Neue Methode von Levaditi und Manouélian. Vergrößerung
1 : 1000.

Figur 3. Spirochaeta balanitidis im Lumen eines Blutgefäßes bei Balanitis erosiva circinata. (Nach einem Präparat
von G. Scherber.)

Das Präparat stammt von einem typischen Fall der von Berdal
und Bataille beschriebenen Balanitis erosiva circinata, einer übertragbaren

Erkrankung der Genitalien des Mannes und der Frau, die neben klinischen
Merkmalen durch das Vorkommen der auf Tafel XII, Fig. 4 dargestellten
Spirochaeten und Vibrio-artigen Bacillen charakterisiert ist. Mit der
Silbermethode gelingt es, die Spirochaeten auch im Schnitt darzustellen,
und die Abbildung zeigt neben im Gewebe gelegenen Exemplaren auch
eins im Lumen einer kleinen Vene. Von den 3 außerhalb der Gefäß-
lichtung gelegenen Parasiten ist einer zu einem Knäuel verschlungen,
ein anderer in körnigem Zerfall begriffen.

Ältere Methode Levaditis. Vergrößerung 1 : 1000.

Figur 4. Spirochaeten in der Randpartie eines Ulcus gangraenosum penis. (Nach einem Präparat von S. Róna.)

Hier handelt es sich um einen Schnitt eines sogenannten gangränösen
Schankers (Ulcus gangraenosum penis), einer Affektion, die man früher
für eine Abart des weichen Schankers ansah, während man sie neuer-
dings mit dem Hospitalbrand (Gangraena nosocomialis) identificiert. Die
Spirochaeten, welche Figur 6 auf Tafel XIII im Ausstrich darstellt, sind
in diesem Falle weit in das von Leuko- und Erythrocyten durchsetzte
Gewebe vorgedrungen, während die sie bei diesen Prozessen stets be-
gleitenden fusiformen Bacillen zurückgeblieben sind. In der Abbildung sieht
man zahlreiche, meist gestreckte oder nur geringe und spärliche Windungen zeigende Spirochaeten, die zwischen den Zellen und im collagenen
Gewebe, der Längsrichtung der Fibrillen meist parallel laufend, gelegen sind.

Ältere Methode Levaditis. Vergrößerung 1 : 1000.

TAFEL XXIX.

Figur 1. Spirochaeten im Schnittpräparat bei Gangraena pulmonum. (Nach einem Präparat von S. Róna.)

Es handelt sich um einen Schnitt der Lunge eines Patienten, der an Gangraena pulmonum verstarb. In der Abbildung habe ich eine Stelle wiedergegeben, welche aus der Umgebung der nekrotischen Partien stammt und neben noch gut imprägnierten Kernen und einer Anzahl von Bakterien zahlreiche Spirochaeten der verschiedensten Form und mit allen Übergängen von gröberen zu feineren erkennen läßt. Während die größeren Exemplare ohne weiteres von der Spirochaeta pallida unterscheidbar sind, ist dies bei den kleinsten Formen mitunter schwierig; aber auch sie zeigen gewöhnlich eine im Verhältnis zur Länge größere Fadendicke und spärlichere, unregelmäßigere und flachere Windungen als die Syphilisspirochaeten.

Ältere Methode Levaditis. Vergrößerung 1 : 1000.

Figur 2. Spirochaeten im Musculus masseter bei einem Fall von Noma. (Nach einem Präparat von G. Scherber.)

Das hier abgebildete Präparat stammt von einem Patienten, der an Noma zugrunde ging, und stellt einen Teil des von Erythro- und spärlicheren Leukocyten durchsetzten Musculus masseter dar. Man sieht einige Muskelfasern, welche vielfach durch große Mengen von Erythrocyten auseinandergedrängt sind, und deren Querstreifung stellenweise noch sichtbar ist, während die Kerne sich nicht mehr deutlich imprägniert haben. Zwischen den roten Blutkörperchen und zwischen den Muskelfasern, letzteren mitunter dicht angeschmiegt, finden sich zahlreiche Spirochaeten von wechselnder Größe, Dicke und Windungsform; aber auch hier sind selbst die feinsten Exemplare von der Spirochaeta pallida auf Grund der in Fig. 1 genannten Merkmale zu unterscheiden.

Ältere Methode Levaditis. Vergrößerung 1 : 1000.

Figur 3. Spirochaeta Obermeyeri im Leberschnitt eines an Recurrens verstorbenen Menschen. (Nach einem Präparat von E. Bertarelli.)

Die Leber rührt von einem in Rußland an Rückfallfieber verstorbenen Patienten her. In dem dargestellten Schnitt finden sich 3 wohlerhaltene Exemplare der Spirochaeta Obermeyeri und ein in Zerfall begriffenes viertes Individuum. Die Windungen dieser Spirochaeten sind flacher und weiter als die der Pallida und die Parasiten im ganzen größer. In der Abbildung sind nur extracellulär gelegene Parasiten dargestellt; Bertarelli berichtet aber auch über intracelluläres Vorkommen. Im Ausstrich sind diese Spirochaeten auf Tafel XIV, Fig. 2 abgebildet.

Neuere Methode von Volpino und Bertarelli. Vergrößerung 1:1000.

Figur 4. Spirochaeta gallinarum im Schnitt des Ovariums eines Huhns. (Nach einem Präparat von C. Levaditi und Manouélian.)

Das Huhn, von welchem dieses Präparat stammt, wurde im Höhestadium der Erkrankung getötet. Im Ovarium vermochten Levaditi und Manouélian Spirochaeten außer im Bindegewebe auch im Protoplasma der Ovula nachzuweisen. In der Abbildung ist ein Teil des Zwischengewebes des Ovarium wiedergegeben, der sehr reichliche Hühnerspirochaeten enhält. Diese zeigen z. T. zahlreiche regelmäßige und enge Windungen, sind aber durch ihre Größenverhältnisse von der Syphilisspirochaete unschwer zu unterscheiden. Figur 3 auf Tafel XIV stellt die Hühnerspirochaeten im Ausstrich dar.

Neue Methode Levaditis und Manouélians. Vergrößerung 1 : 1000.

TAFEL XXX.

Figur 1. Spirochaeta pallida in der Initialsklerose des oberen Lides eines mit syphilitischem Virus geimpften Affen (Cercocebus fuliginosus). (Original.)

Das Präparat stammt von dem auf Tafel IV, Fig. 2, Tafel V und VI abgebildeten Tiere, welches am 18. Juni 1906 geimpft worden war, und dem 9 Wochen später ein Randstück der ulcerierten Sklerose excidiert wurde. In den Schnitten finden sich ziemlich reichliche Spirochaetae pallidae, welche besonders an der Peripherie des Infiltrates in der Nähe von Gefäßen oder im Bindegewebe gelegen sind. Die Abbildung zeigt eine Reihe von Exemplaren in verquollenen Bindegewebsfasern zwischen den Infiltratzellen und links 2 Parasiten dicht an der Wand einer Lymphcapillare. Eins der abgebildeten Exemplare, etwa in der Mitte, zeigt eine beginnende Aufrollung des einen Fadenendes. Die Initialsklerosen der Affen enthalten nach meinen Erfahrungen meist etwas spärlichere Spirochaeten als die des Menschen; die Verteilung und Lagerung der Parasiten ist im grossen und ganzen die nämliche.

Neuere Methode von Levaditi und Manouélian. Vergrößerung 1 : 1000.

Figur 2. Cornea eines mit Syphilis geimpften Kaninchens mit zahlreichen Spirochaetae pallidae. (Nach einem Präparat von E. Bertarelli.)

Es handelt sich hier um das erste von Bertarelli mit positivem Erfolg geimpfte Kaninchen, also um denjenigen Fall, in dem zum ersten Mal mit voller Sicherheit der Nachweis der Übertragbarkeit des syphilitischen Virus auf das Kaninchenauge erbracht wurde. Das Tier, welchem ein Stückchen eines menschlichen Primäraffekts in die vordere Kammer durch einen am Rand der Sklera angelegten Schnitt eingeführt wurde, erkrankte 40 Tage später mit einer von der Impfstelle ausgehenden und fortschreitenden intensiven Keratitis. In Flachschnitten der Cornea, welche histologisch deutliche Entzündungserscheinungen erkennen ließ (vergl. Tafel VIII, Fig. 3), finden sich ungeheure Mengen von Syphilisspirochaeten, die in bezug auf ihre Größe, Art und Form der Windungen absolut charakteristisch sind. Sie verlaufen zwischen den Lamellen der Cornea fast stets in der Faserrichtung; bei verschiedener Einstellung der Mikrometerschraube sieht man sie in derselben Weise sich kreuzen, wie das

— 48 —

auch z. B. langgestreckte, in die Cornea einwandernde Leukocyten zu
tun pflegen. Diese Kreuzung ist im oberen Teil der Abbildung angedeutet durch drei in einer etwas anderen Ebene liegende und bei genauer
Einstellung nur unscharf erkennbare, über zwei andere deutlicher hervor-
tretende Exemplare hinwegziehende Parasiten. In bezug auf weitere
Einzelheiten muß auf die Originalarbeiten Bertarellis verwiesen werden.

Neuere Methode von Volpino und Bertarelli. Vergrößerung 1:1000.

<hr>

TAFEL XXXI.

Diese Tafel nebst der Erläuterung ist der aus dem Nachlaß F. Schaudinns von M. Hartmann und S. v. Prowazek herausgegebenen, in den Arbeiten aus dem Kaiserlichen Gesundheitsamte (Band XXVI, Heft 1) veröffentlichten Arbeit: „Zur Kenntnis der Spirochaeta pallida und anderer Spirochaeten" mit Erlaubnis des Herrn Präsidenten Bumm und der Autoren entnommen worden.

Figur 1—4. Spirochaeta plicatilis (Ehrenberg).

Schaudinn schildert den Bau dieser frei lebenden, außerordentlich großen Spirochaete folgendermaßen: „Das Ende ist stumpf abgerundet, der Periplast bildet eine prachtvoll darstellbare undulierende Membran. Als deutlich spiraliger heller Saum umgibt der Periplast die den Kernapparat im Entoplasma enthaltende, mit Löfflerscher Beize tief schwarzrot gefärbte Achse des Organismus. Der Kernapparat besteht aus einem fadenförmigen, in der Längsachse des Organismus verlaufenden Gebilde, das dem lokomotorischen Kernapparat der Trypanosomen entsprechen. dürfte, während die vegetative Kernmasse in der Form körnchenartiger Chromidien diesen Faden umgibt." In Fig. 1 u. 2 ist diese Spirochaete bei schwächerer, in Fig. 3 u. 4 bei stärkerer Vergrößerung dargestellt. Der Saum der undulierenden Membran kommt in der Reproduktion leider nicht so gut heraus wie im Original. Ob die in Fig. 4 dargestellte dünnere, aus aneinander gefügten Einzelgliedern bestehende Form einer anderen Art zuzurechnen ist oder, wie Schaudinn es für möglich hält, als eine Reihe männlicher Individuen angesprochen werden darf, während die größeren Exemplare weibliche Formen darstellen würden, läßt sich zur Zeit nicht entscheiden. Der Pfeil in Fig. 4 weist auf ein Stück des Randfadens der undulierenden Membran hin. Färbung: zum Teil nach Giemsa, zum Teil nach Löffler (Geißelmethode). Vergrößerung kann nicht genau angegeben werden.

Figur 5—7. Spirochaeta buccalis (Cohn).

Die 3 hier dargestellten Individuen zeigen wenige weite Windungen, stumpfe Enden und die von Schaudinn zuerst beschriebene undulierende Membran (vergl. Tafel XIII, Fig. 4). Geißelfärbung nach Löffler. Vergrößerung nicht genau bekannt, wahrscheinlich etwa 1 : 2000.

Figur 8. Spirochaeta buccalis und dentium.

Abgebildet sind oben 2 Spirochaetae dentium neben einer weiter unten gelegenen Spirochaeta buccalis.

Geißelfärbung nach Löffler. Vergrößerung etwa 1 : 2000 (nicht genau bekannt).

Figur 9—10. Spirochaeten von der Oberfläche eines ulcerierten Carcinoms. (Nach Präparaten von B. Kiolemenoglou und F. von Cube.)

Es handelt sich hier um die auch auf Tafel XII, Fig. 6 dargestellten und beschriebenen Spirochaeten.

Die ursprünglich nach Giemsa gefärbten Präparate wurden von Schaudinn nach der Löfflerschen Geißelmethode umgefärbt. Vergrößerung nicht genau bestimmbar, ca. 2000.

Figur 11—12. Spirochaeta refringens.

Es handelt sich hier um ziemlich regelmäßig und stark gewundene Exemplare der Spirochaeta refringens. Mit diesen Photogrammen wollte Schaudinn zeigen, daß der Körper der Spirochaete bandartig ist, und daß einen dunkler gefärbten Kernstab ein leicht wellenartig gewundener Saum umgibt, der an beiden Enden in geißelartige Periplastfortsätze ausläuft. Fig. 12b stellt dasselbe Objekt wie 12a dar und ist etwas retouchiert, um den undulierenden Saum und den Kernstab so deutlich, wie er im Präparat selbst zu sehen ist, hervortreten zu lassen. Aus diesen Photogrammen ergibt sich, daß Schaudinn seine ursprüngliche Ansicht, geißelartige Fortsätze kämen nur der Spirochaeta pallida zu, selbst schon modifiziert hat.

Darstellung nach Löfflers Geißelmethode.

Sehr starke, nicht genau zu bestimmende Vergrößerung.

Figur 13—14. Spirochaeta refringens.

In Fig. 13 ist ebenfalls der bandartige Charakter angedeutet. Fig. 14 stellt eine fast gestreckte Form dar.

Fig. 13. Giemsafärbung; Fig. 14. Löfflersche Geißelfärbung. Vergrößerung nicht anzugeben.

4*

TAFEL XXXII.

Auch diese Tafel stammt aus dem Nachlaß Schaudinns und der vorhergenannten Arbeit. (Vergl. Bemerkung zu Tafel XXXI.)

Figur 15. Spirochaeta pallida und refringens.

Dieses Photogramm stammt aus einem Klatschpräparat einer nässenden syphilitischen Genitalpapel, neben welcher spitze Condylome (Papillome) gleichzeitig vorhanden waren; es ist dasselbe, welches in der Arbeit von Schaudinn und Hoffmann über „Spirochaete pallida bei Syphilis und die Unterschiede dieser Form gegenüber anderen Arten dieser Gattung" in der Berl. klin. Wochenschr. 1905, Nr. 22 wiedergegeben worden ist. In der Mitte liegen 2 Individuen der Spirochaeta pallida, während die übrigen 3 Exemplare Spirochaetae refringentes darstellen. Die Unterschiede beider Formen treten hier außerordentlich deutlich hervor.

Giemsafärbung. Vergrößerung 1 : 1900.

Figur 16—22. Spirochaeta pallida.

In diesen Mikrophotogrammen sind eine Anzahl von gut fixierten, typisch gewundenen Spirochaetae pallidae dargestellt, von denen einzelne besonders lang sind und 15—20 Windungen aufweisen. Mitunter, so in Fig. 18 u. 19, sind auch Endfäden erkennbar.

Giemsafärbung. Vergrößerung in Fig. 16 und 22 beträgt 1 : 1900, sonst mehr als 1 : 2200.

Figur 23—29. Spirochaeta pallida mit Endfäden.

Die von Schaudinn entdeckten Endgeißeln kommen hier aufs schönste zur Darstellung, am besten in Fig. 24. Nicht selten ist eine der Geißeln am Ende aufgerollt (Fig. 25—27). Besonders wichtig sind die Photogramme 28 und 29, welche Spirochaeten mit 2 Geißeln an einem Ende darstellen. Solche Bilder fand Schaudinn bei dickeren, unregelmäßig gestalteten Individuen und hatte schon frühzeitig die Vermutung, daß die Verdoppelung der Geißel den Vorgang der Längsteilung einleitet. In einem aus seinem Nachlaß stammenden Bericht gibt er ausdrücklich an, daß er dreimal den ganzen Vorgang der Längsspaltung der Spirochaeta pallida am lebenden Objekt beobachtet und auch in gefärbten Präparaten von der Spaltung der Geißel an bis zur vollständigen Trennung alle Stadien dieser Teilungsart festgestellt habe. Seine Absicht, dies durch Mikrophotogramme zu belegen, hat er leider nicht zur Ausführung bringen können.

Darstellung zum Teil nach Giemsa, zum Teil nach der Löfflerschen Geißelmethode. Vergrößerung gut 1 : 2200.

TAFEL XXXIII.

Figur 1. Lymphgefäß aus einem 8 Wochen alten Primäraffekt der Penishaut. (Original.)[1]

Es handelt sich um den bereits früher erwähnten und auf Tafel XV, Fig. 1 schon einmal abgebildeten Fall. In dem Photogramm sieht man die Wandungen eines kleinen Lymphgefäßes mit den lang ausgezogenen Kernen; in seinem Lumen finden sich mono- und spärliche polynucleäre Zellen und ganze Zöpfe von Spirochaetae pallidae. Innerhalb der Wand sind die Parasiten spärlicher und in charakteristischer Weise parallel zur Längsachse der Endothelien gerichtet; auch in der Umgebung des Gefäßes zwischen den Plasmazellen finden sich zahlreiche Parasiten.

Die Spirochaeten sind in diesem Falle nach der neuen Methode Levaditis und Manouélians nur zart imprägniert. Vergrößerung 1:1000.

Dies Mikrophotogramm ist in meiner Broschüre: Die Ätiologie der Syphilis (Julius Springer, Berlin 1906) bereits abgebildet worden.

Figur 2. Wand eines kleinen Bronchus bei Pneumonia alba eines kurz nach der Geburt gestorbenen syphilitischen Kindes. (Original-Mikrophotogramm nach einem Präparat von E. Gierke.)

Hier ist ein kleiner Abschnitt des auf Tafel XXI dargestellten Bronchus wiedergegeben; während rechts am Rande die dunkel getönte, Spirochaeten nur undeutlich erkennen lassende Wand bemerkbar ist, treten in dem durch einen breiten Spalt davon getrennten Bronchialepithel zahlreiche Parasiten hervor; zwischen den links gelegenen, das Lumen erfüllenden Rundzellen sind nur spärliche kurze Individuen in dieser Ebene sichtbar. Stellenweise sind Endkörperchen deutlich zu erkennen. Ältere Methode Levaditis. Vergrößerung 1:1500.

Fig. 3. Spirochaeta balanitidis mit Endfäden. (Original mit v. Prowazek.)

Das dargestellte Exemplar läßt 2 lange Endfäden deutlich erkennen (vergl. hierzu Tafel XIII, Fig. 3).
Vergrößerung 1:1500.

---

[1] Die Mikrophotogramme der Tafeln XXXIII und XXXIV (mit Ausnahme von XXXIII, Fig. 4) wurden mit Hilfe der Firma Leitz-Berlin hergestellt.

Fig. 4. Spirochaeta pallidula im Ausstrich einer jungen Papel von Framboesia tropica (Yaws.) (Nach einem Mikrophotogramm aus dem tropenhygienischen Institut zu Hamburg.)

Das hier dargestellte Exemplar heftet sich mit dem einen Ende an einen Erythrocyten an. Alles Weitere ist aus der Erklärung zu Tafel XII, Fig. 2 ersichtlich.

Vergrößerung 1 : 1000.

Fig. 5. Hodenkanälchen eines congenital-syphilitischen Kindes mit Spirochaetae pallidae. (Original-Mikrophotogramm nach einem Präparat von Schneider.)

Es handelt sich um ein Photogramm des in Tafel XXV, Fig. 1 beschriebenen Hodenschnittes. Etwas oberhalb der Mitte sieht man ein Hodenkanälchen, in dessen Lumen und Epithelwand ziemlich zahlreiche Spirochaeten gelegen sind. Noch größer ist die Zahl der Parasiten in dem das Hodenkanälchen umgebenden infiltrierten Gewebe.

Darstellung nach der neueren Methode von Volpino und Bertarelli. Vergrößerung 1 : 1000.

Figur 6. Spirochaeten im Schnittpräparat bei Gangraena pulmonum. (Original-Mikrophotogramm nach einem Präparat von S. Róna.)

Die Beschreibung zu diesem Präparat wurde in Tafel XXIX, Fig. 1 gegeben. Neben Bakterien sind hier ziemlich zahlreiche gröbere und feinere Spirochaeten erkennbar.

Ältere Methode Levaditis. Vergrößerung 1 : 1000.

TAFEL XXXIV.

Figur 1. Spirochaetae pallidae in der Darmmuscularis eines macerierten syphilitischen Foetus. (Original.)

Zwischen den glatten Muskelfasern sieht man zahlreiche teils deutlich gewundene, teils mehr gestreckt verlaufende Exemplare der Spirochaeta pallida, welche fast sämtlich parallel zur Faserrichtung gelegen sind. Das Präparat stammt von einem 7 Monate alten macerierten syphilitischen Foetus.

Ältere Methode Levaditis. Vergrößerung 1 : 1000.

Figur 2. Zahlreiche Spirochaetae pallidae in Subcutis, Albuginea und Schwellkörper des Penis eines syphilitischen Foetus. (Mikrophotogramm von H. Bab.)

Es handelt sich um einen Längsschnitt des Penis eines etwa 7 Monate alten macerierten Foetus. Der obere, hellere Teil des Photogramms stellt die Subcutis, die unterhalb der Mitte gelegene dunklere Zone das dichte Gewebe der Albuginea, und der unterste Abschnitt ein kleines Segment des Schwellkörpers dar. Außerordentlich reichlich sind die Spirochaeten in der Albuginea und im Gewebe des Schwellkörpers des Penis, etwas spärlicher in der Subcutis.

Ältere Methode Levaditis. Vergrößerung 1 : 1050.

Figur 3. Spirochaeta pallida in der Iris eines syphilitischen Foetus. (Mikrophotogramm von H. Bab.)

In der Iris dieses etwa 8 Monate alten, wenig macerierten Foetus fanden sich reichlich Spirochaeten. Ein langes, schöngewundenes Exemplar ist hier wiedergegeben. (Vergl. die Beschreibung zu Tafel XXVII, Fig. 2.)

Ältere Methode Levaditis. Vergrößerung 1 : 1050.

Figur 4. Spirochaeta buccalis mit undulierender Membran. (Original mit v. Prowazek.)

Es handelt sich um ein besonders dickes Exemplar der Spirochaeta buccalis, dessen Periplast an den Enden deutlich abgehoben ist, und an dem außer dem leicht gewellten Kernstab der Randsaum der undulierenden Membran scharf hervortritt. Dasselbe Exemplar ist in der Abhandlung: Untersuchungen über die Balanitis- und Mundspirochaeten von Hoffmann und v. Prowazek (Centralbl. f. Bakt. u. s. w. Originale, Bd. XLI) abgebildet.

Darstellung nach Löfflers Geißelmethode. Vergrößerung 1 : 1500.

Figur 5. Spirochaetae pallidae in der Chorioidea eines syphilitischen Foetus. (Mikrophotogramm von H. Bab.)

In der Chorioidea dieses 8 Monate alten, wenig macerierten Foetus sind außerordentlich zahlreiche Syphilisspirochaeten enthalten. Das Photogramm zeigt ein Blutgefäß, dessen Lumen große Mengen von Parasiten, z. T. in Knäueln angeordnet, enthält, während sie in der Wandung und im umgebenden Gewebe etwas spärlicher sind.

Ältere Methode Levaditis. Vergrößerung 1 : 1050.

Figur 6. Spirochaetae pallidae in der Cornea eines mit syphilitischem Virus geimpften Kaninchens. (Original-Mikrophotogramm nach einem Präparat von E. Bertarelli.)

Es handelt sich hier um das auf Tafel XXX, Fig. 2 bereits abgebildete und beschriebene Präparat. Die hier wiedergegebene Stelle enthält spärlichere, aber typisch gewundene und zum Teil ziemlich lange Spirochaeten.

Darstellung nach der neueren Methode von Volpino u. Bertarelli. Vergrößerung 1 : 1500.

Universitäts-Buchdruckerei von Gustav Schade (Otto Francke) in Berlin N.

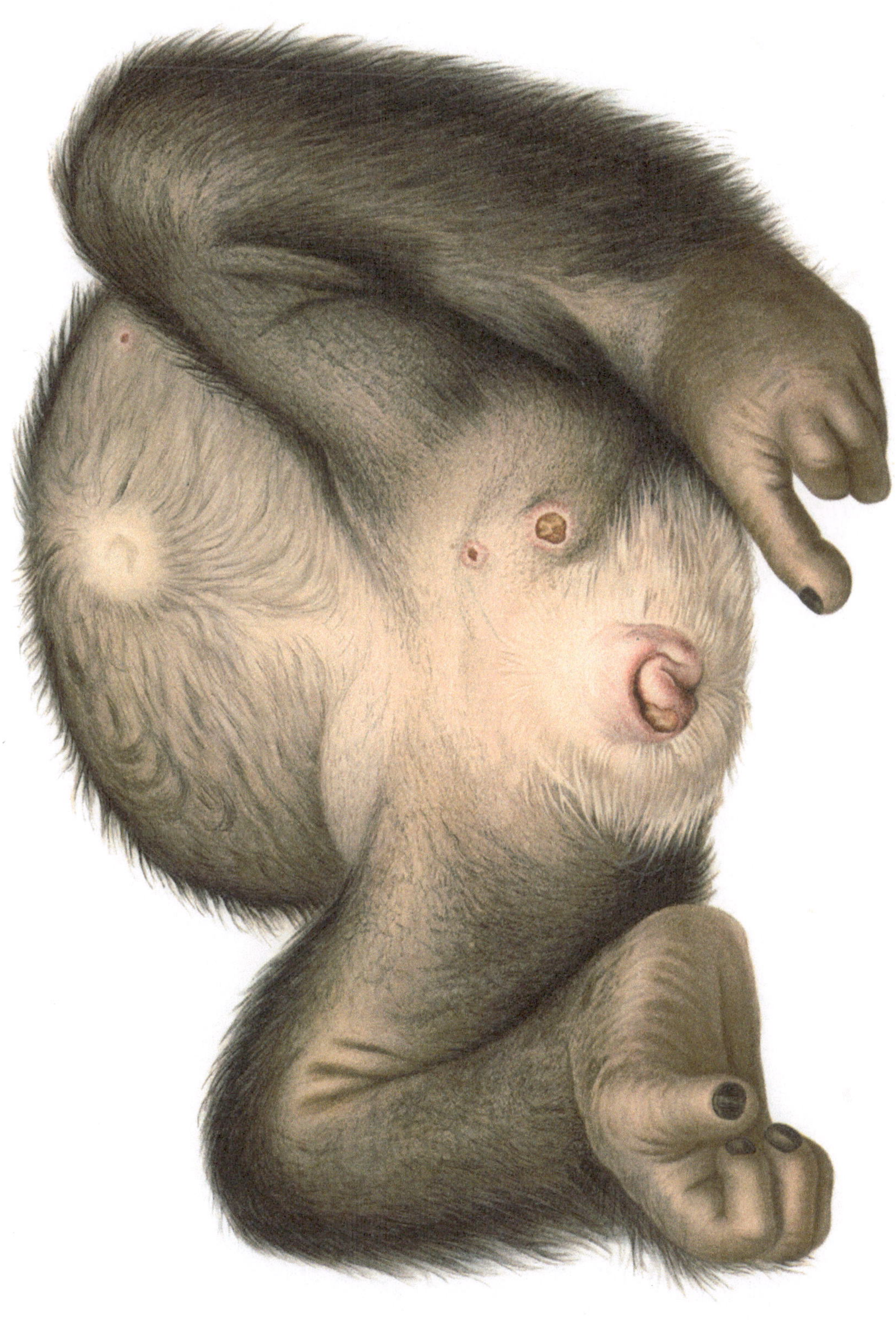

Verlag von Julius Springer in Berlin.

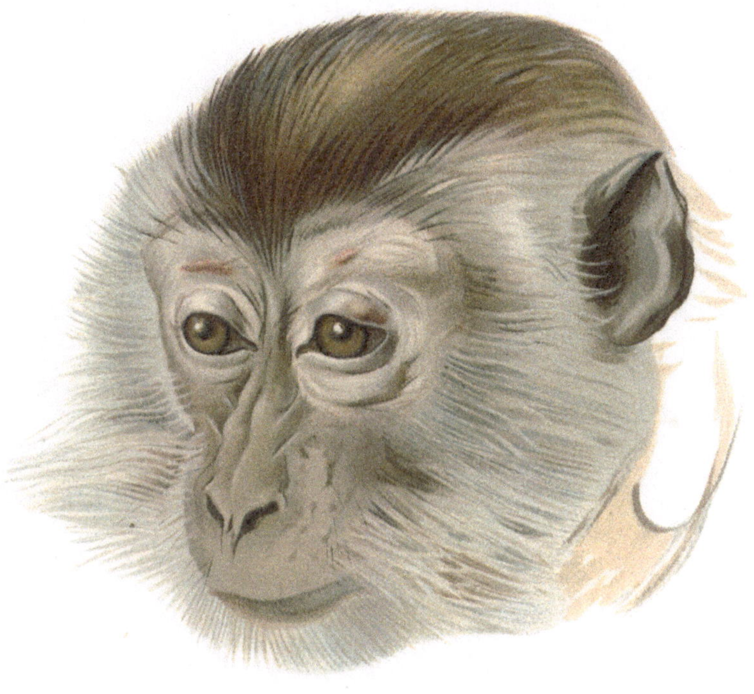

1

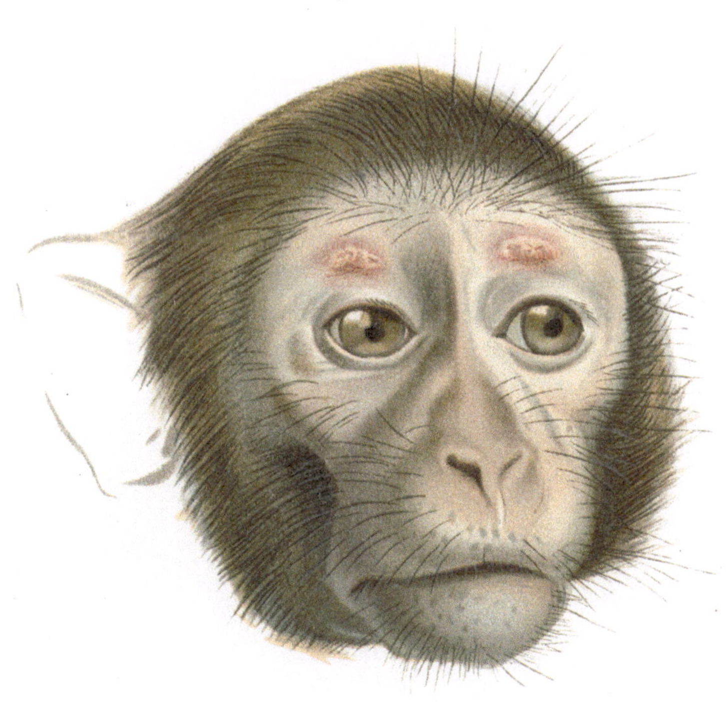

2

Verlag von Julius Springer in Berlin.

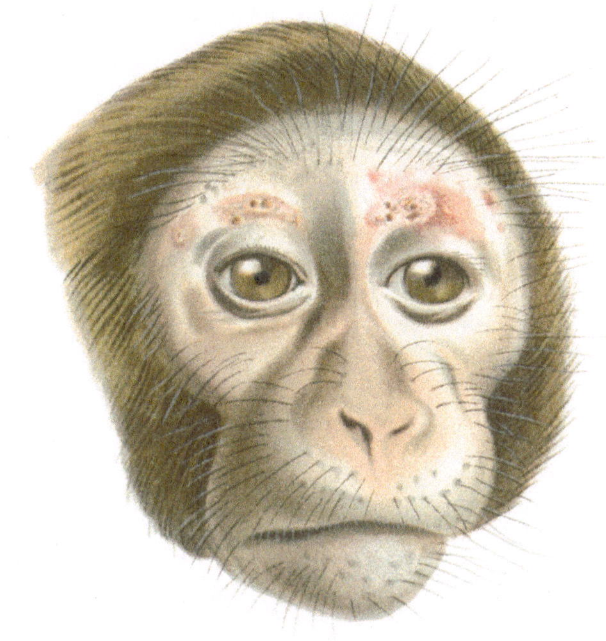

1

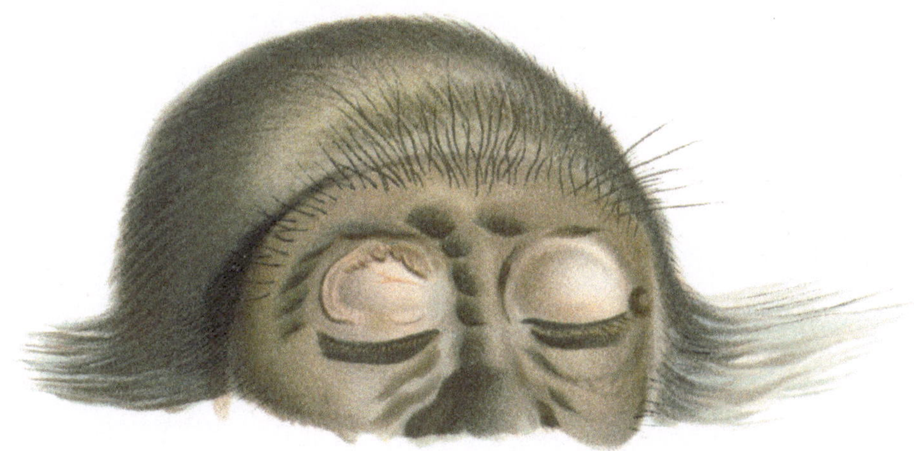

2

Verlag von Julius Springer in Berlin.

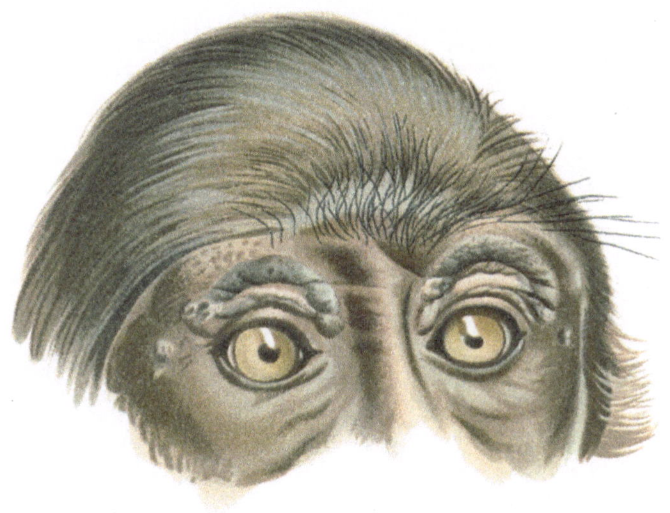

1

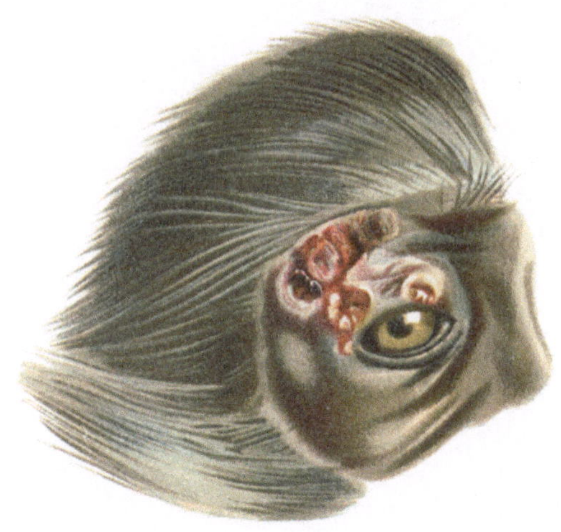

2

Verlag von Julius Springer in Berlin.

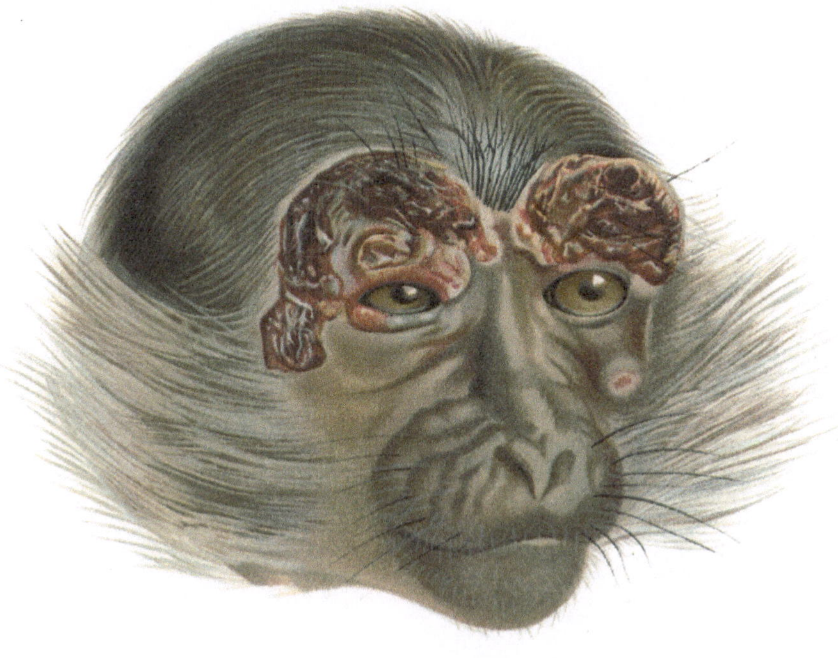

1

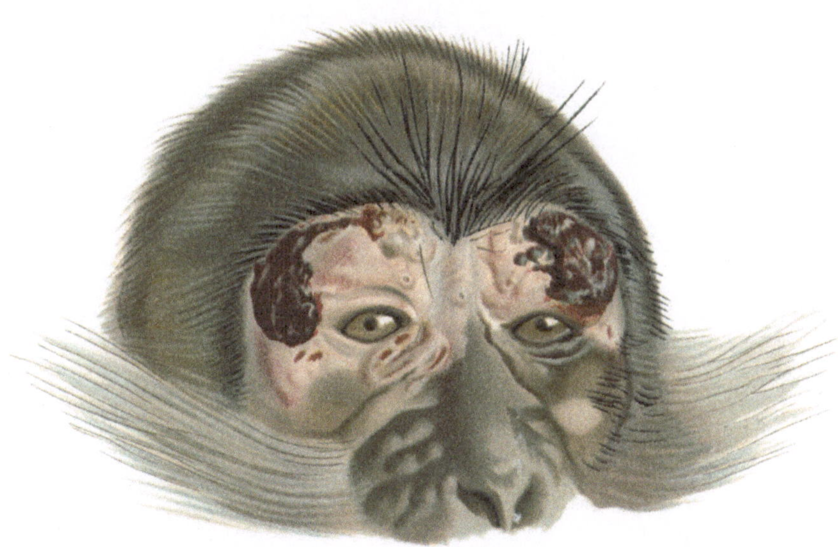

2

Verlag von Julius Springer in Berlin.

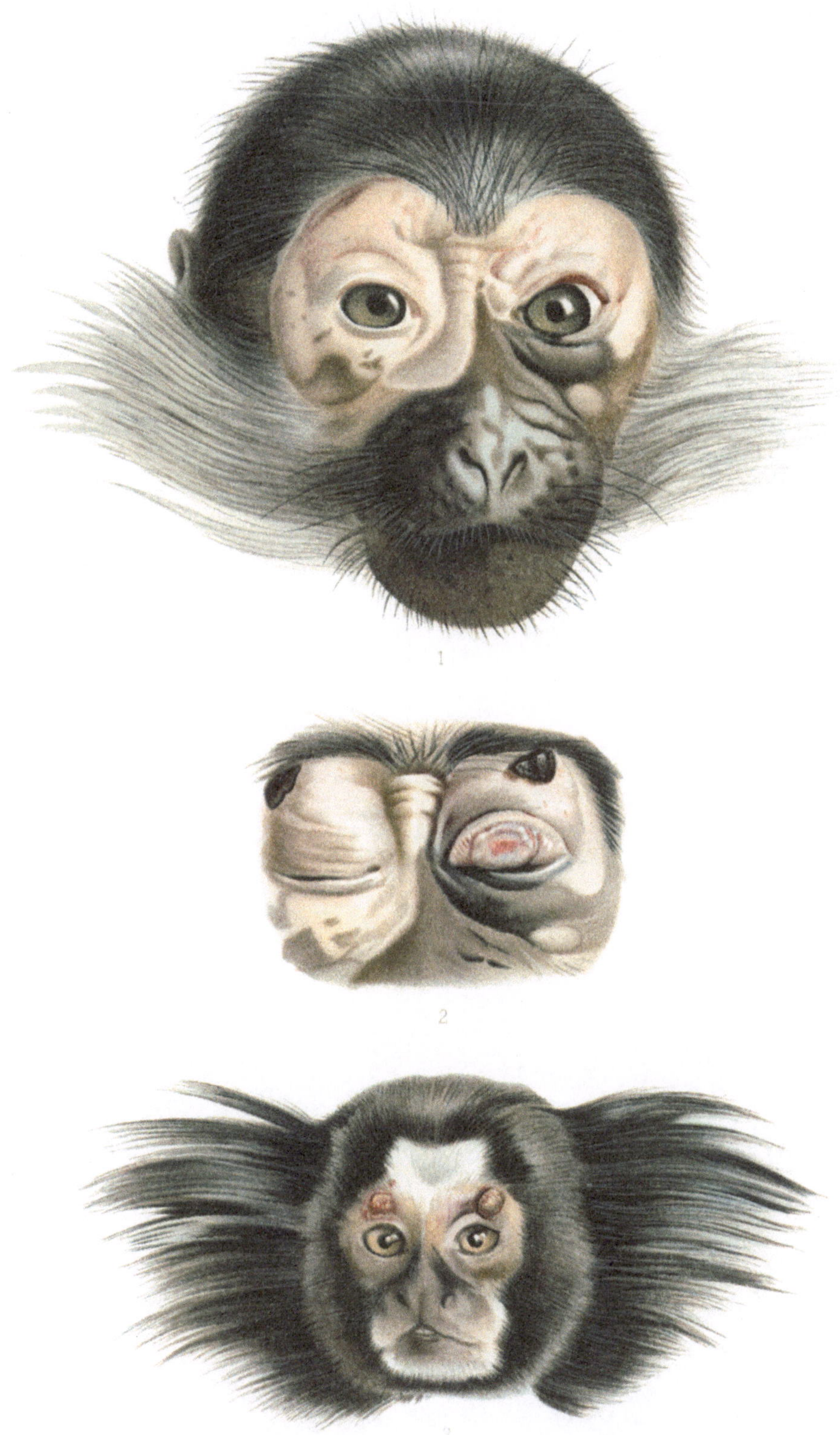

Verlag von Julius Springer in Berlin.

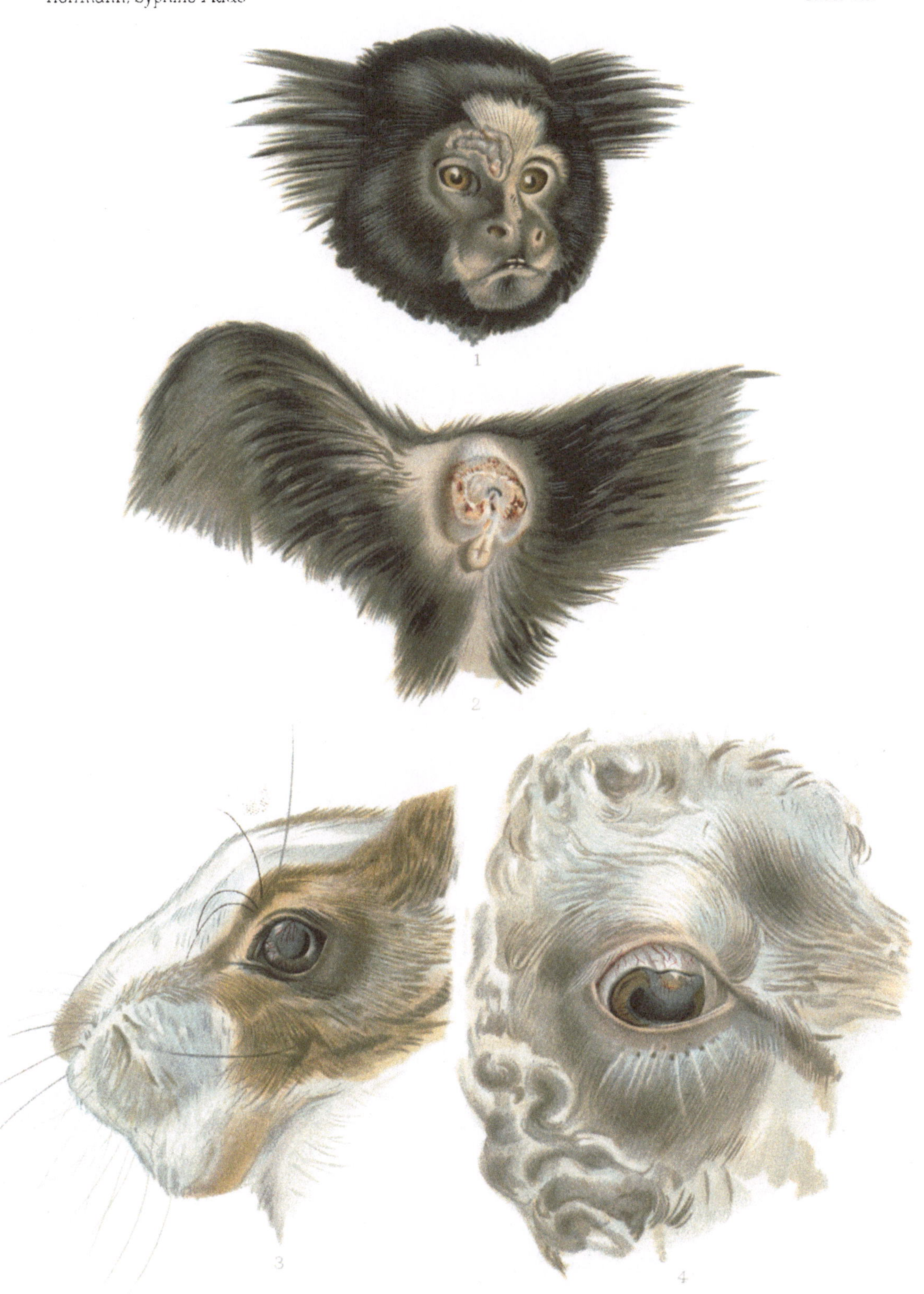

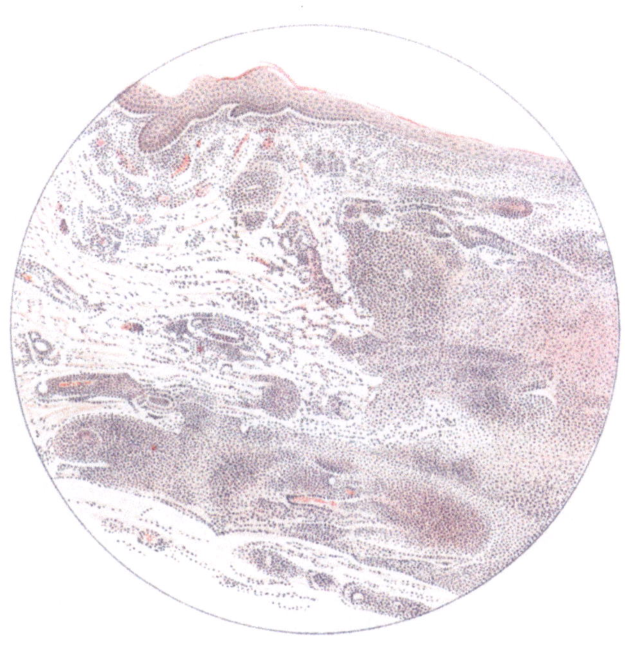

1 (1:60).

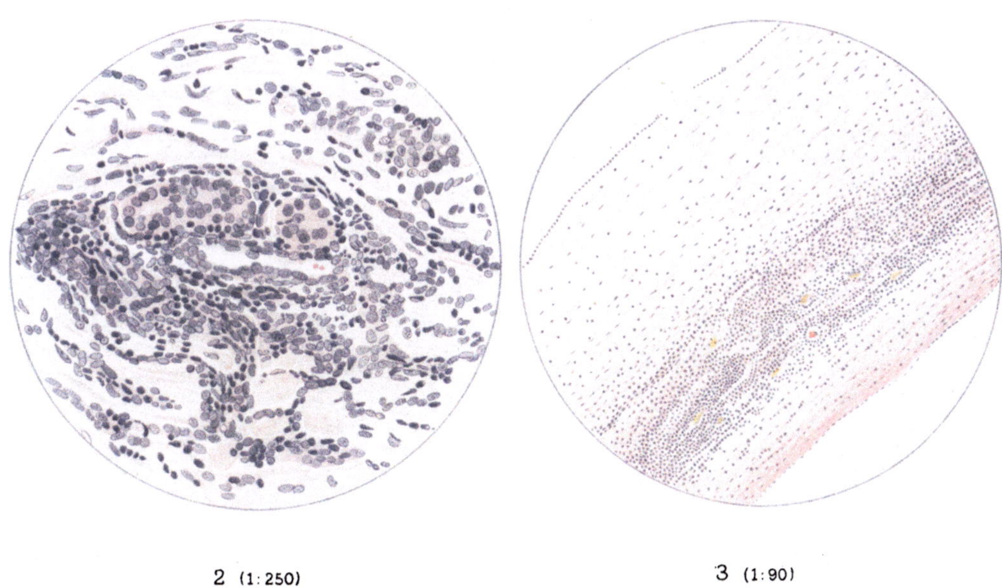

2 (1:250)   3 (1:90)

Verlag von Julius Springer in Berlin.

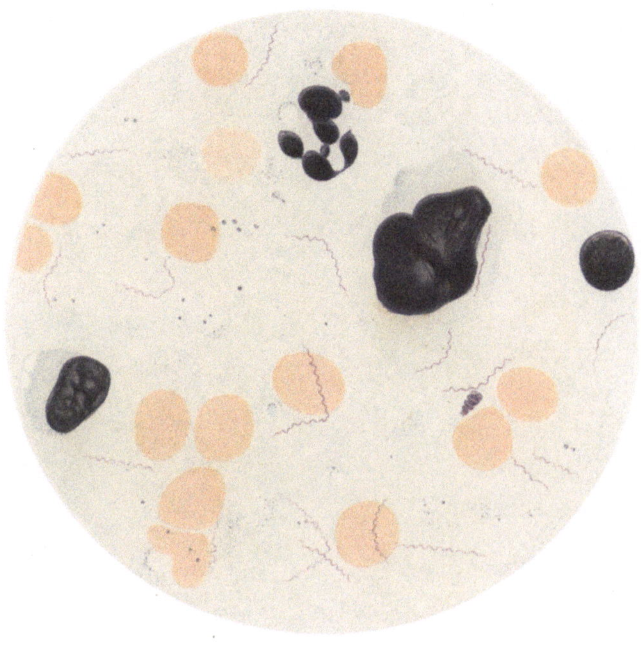

1 (1:1000)

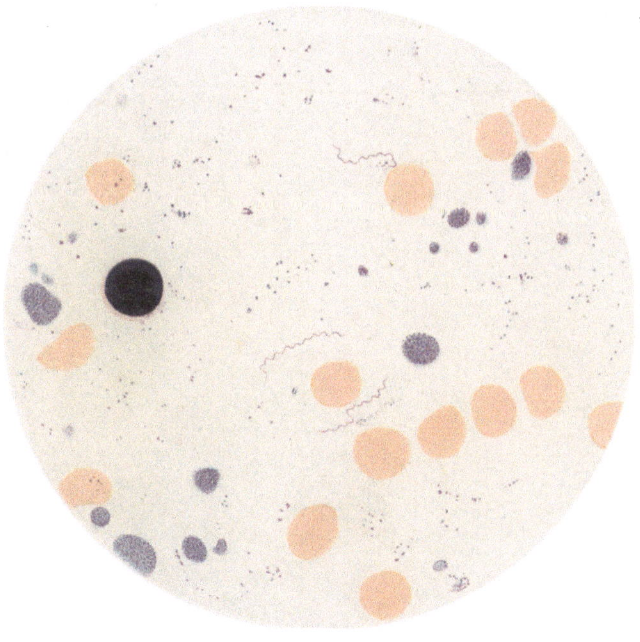

2 (1 1000)

Verlag von Julius Springer in Berlin.

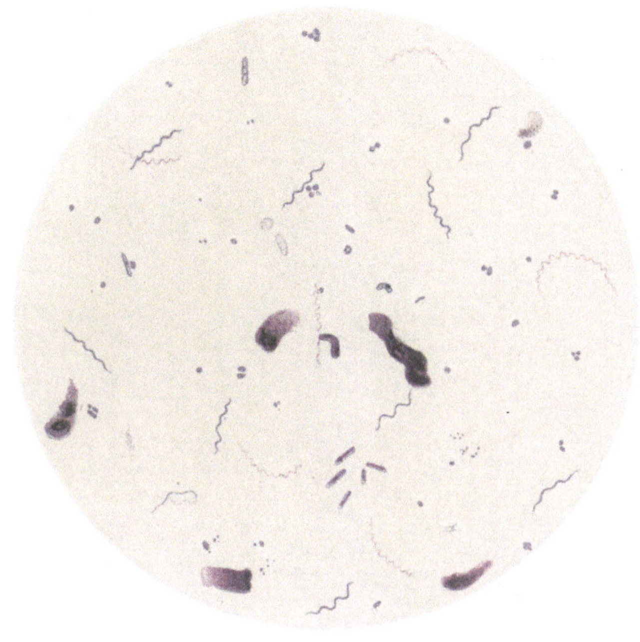

1 (1:1000)

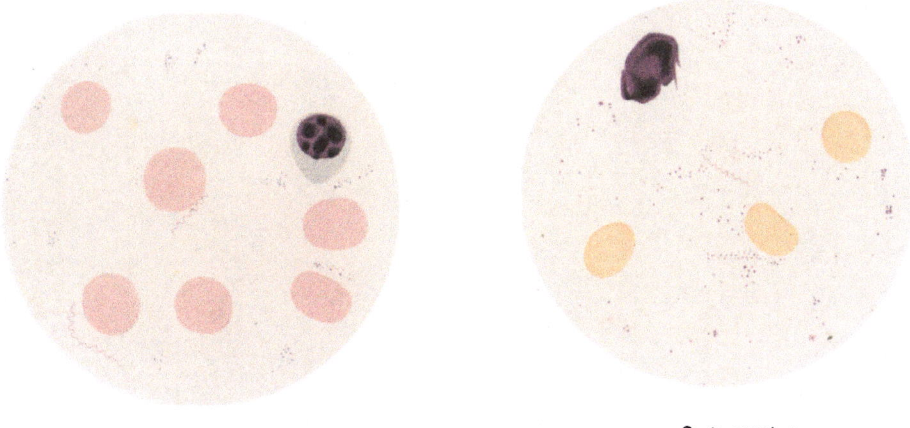

2 (1:1000)   3 (1:1000)

Verlag von Julius Springer in Berlin.

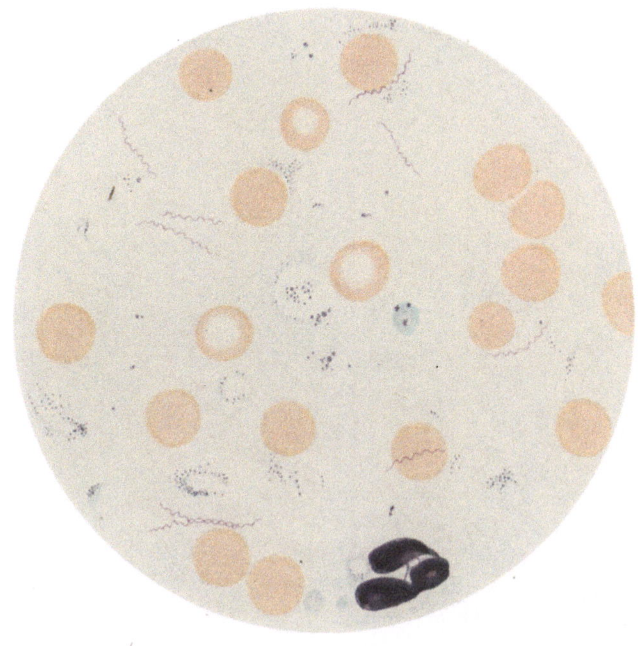

1 (1:1000)

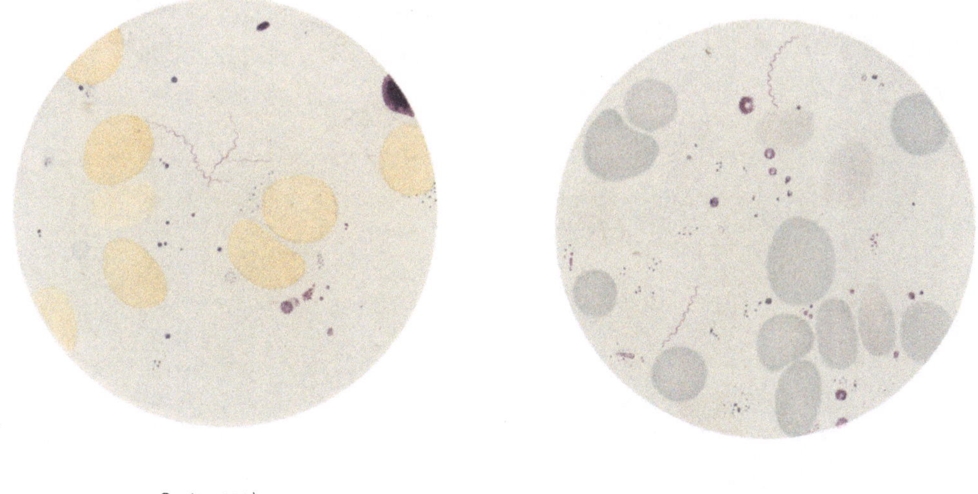

2 (1:1000) 3 (1:1000)

Verlag von Julius Springer in Berlin.

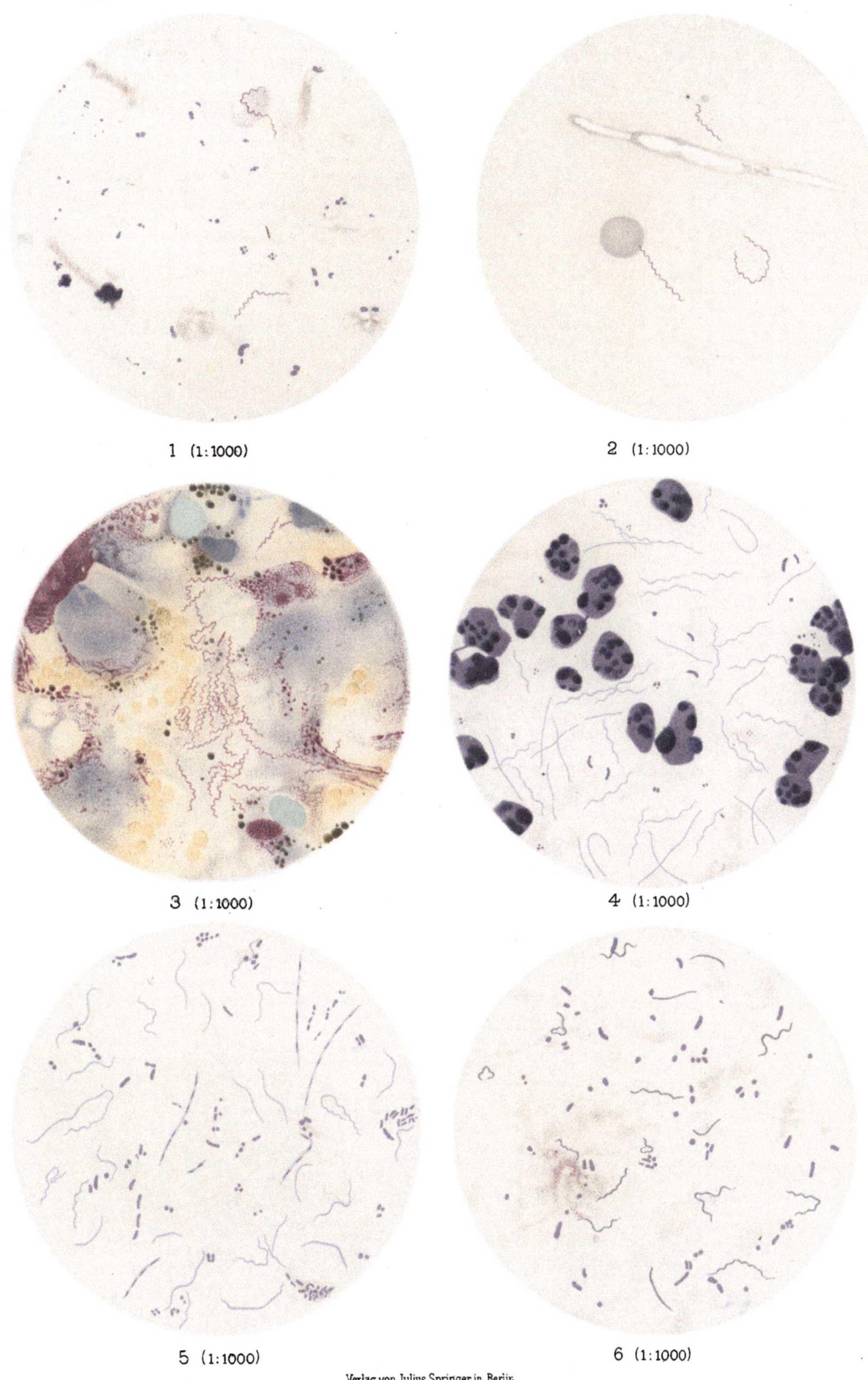

1 (1:1000)

2 (1:1000)

3 (1:1000)

4 (1:1000)

5 (1:1000)

6 (1:1000)

Verlag von Julius Springer in Berlin.

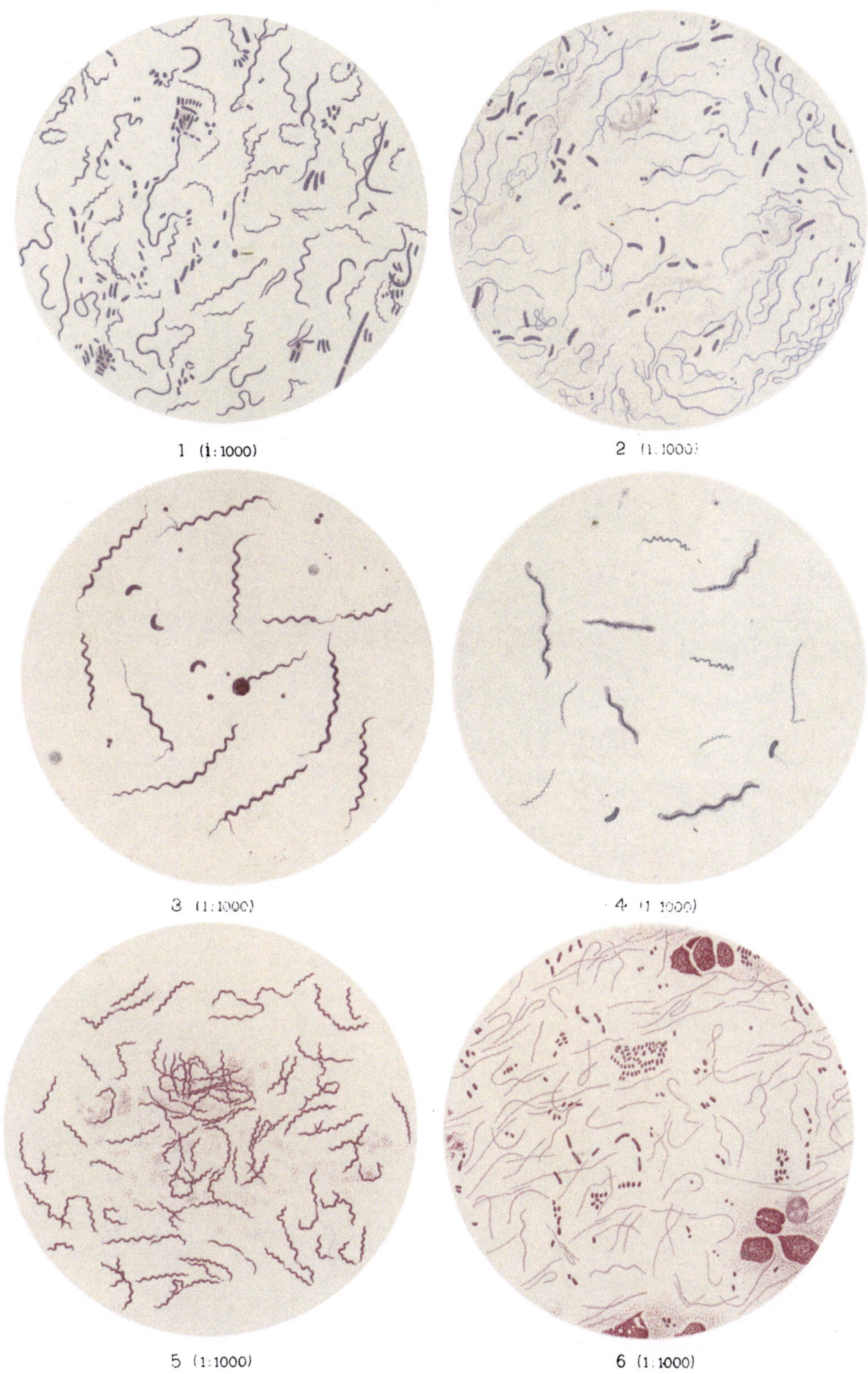

1 (1:1000)

2 (1:1000)

3 (1:1000)

4 (1:1000)

5 (1:1000)

6 (1:1000)

Verlag von Julius Springer in Berlin.

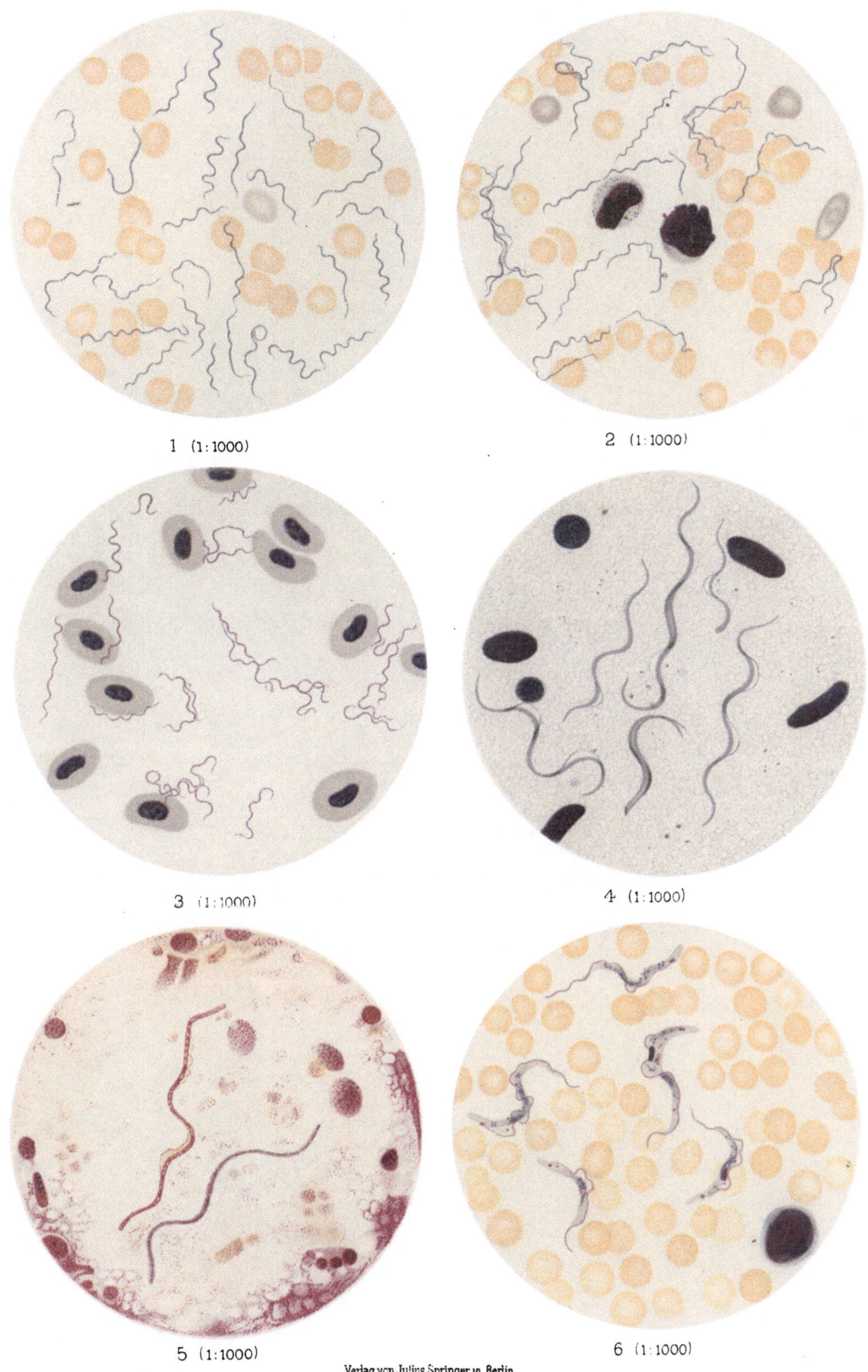

1 (1:1000)   2 (1:1000)

3 (1:1000)   4 (1:1000)

5 (1:1000)   6 (1:1000)

Verlag von Julius Springer in Berlin.

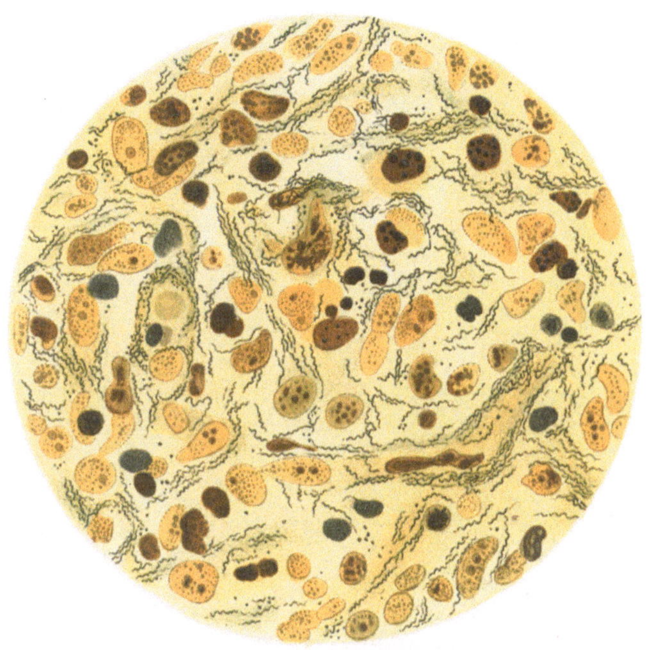

1 (1:1000)

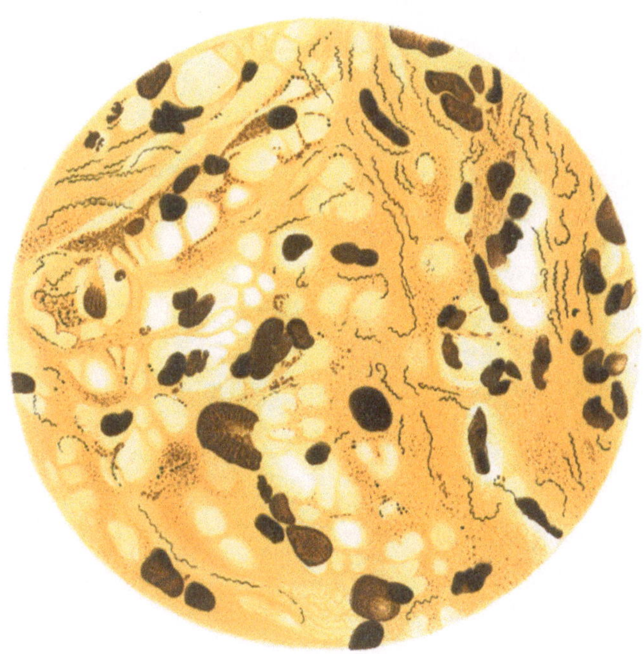

2 (1:1000)

Verlag von Julius Springer in Berlin.

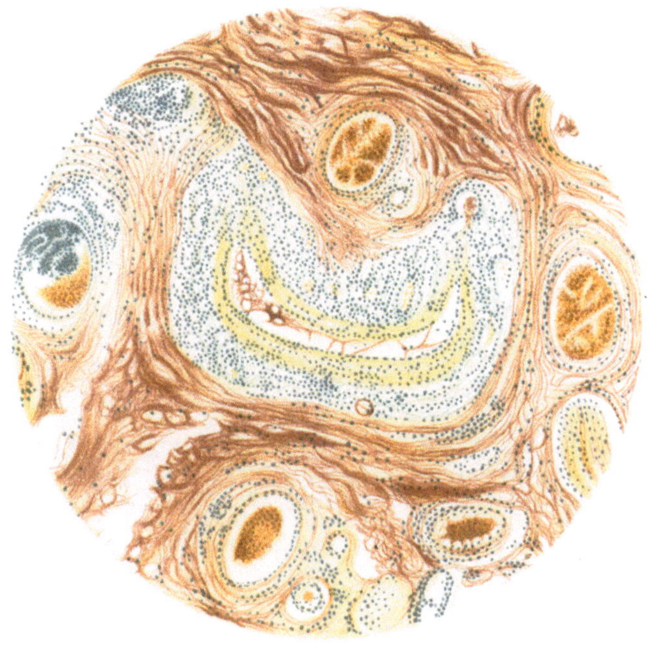

1 (1:115)

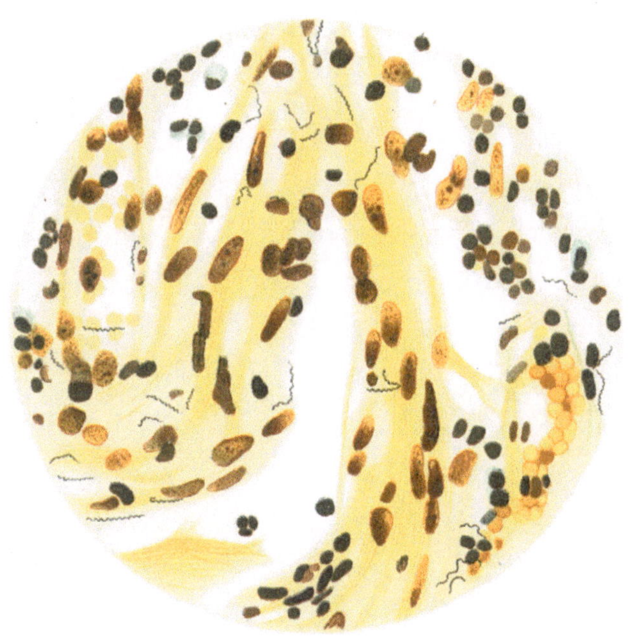

2 (1:800)

Verlag von Julius Springer in Berlin.

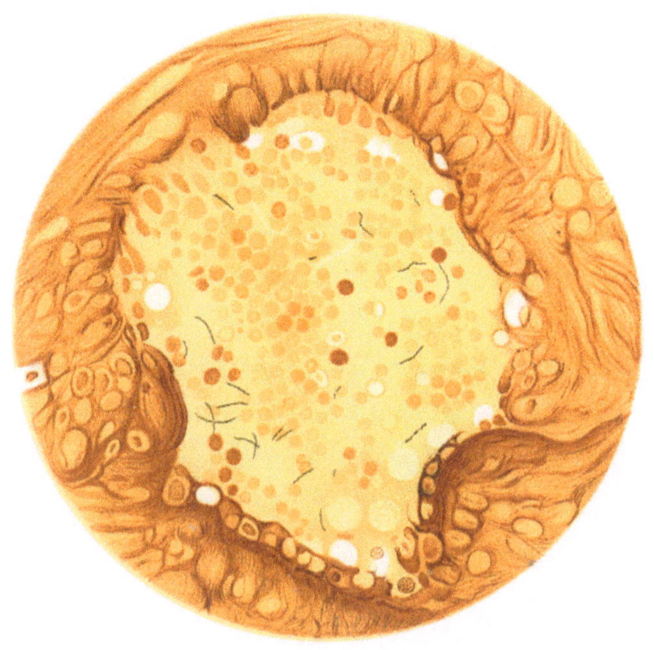

1 (1 : 500)

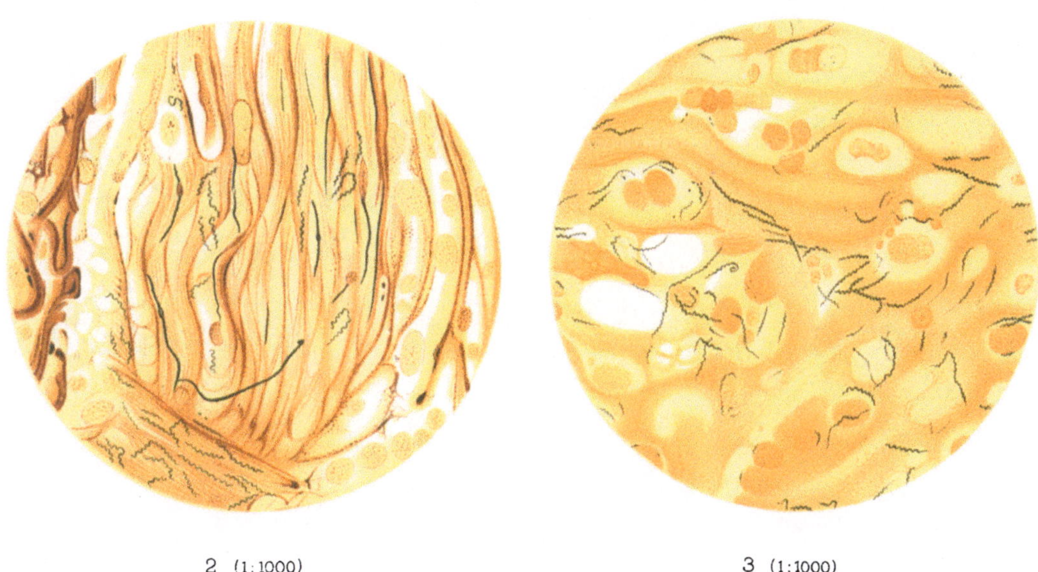

2 (1 : 1000)   3 (1 : 1000)

Verlag von Julius Springer in Berlin.

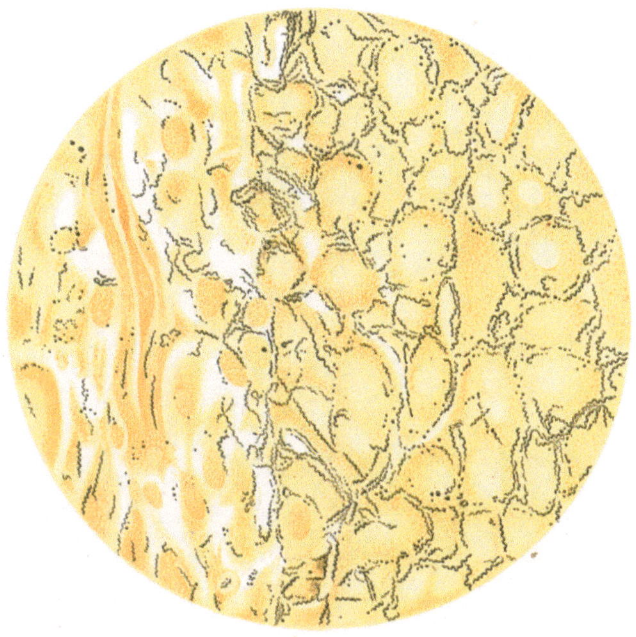

1 (1:1000)

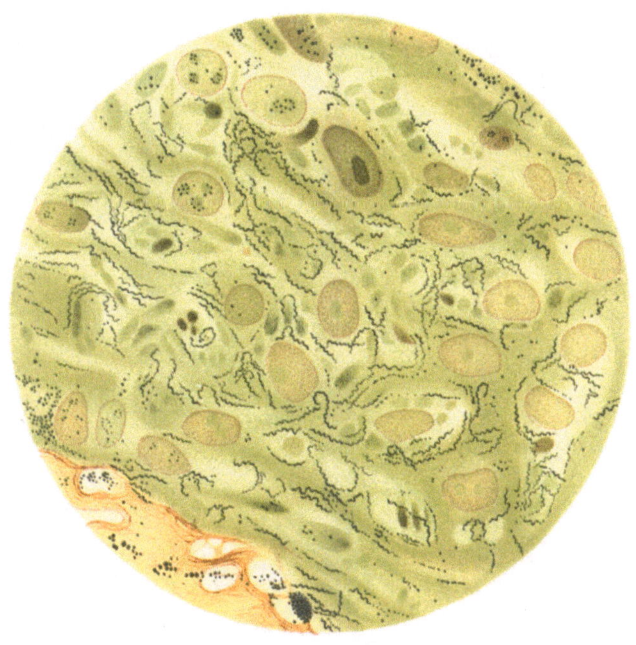

2 (1:1000)

Verlag von Julius Springer in Berlin.

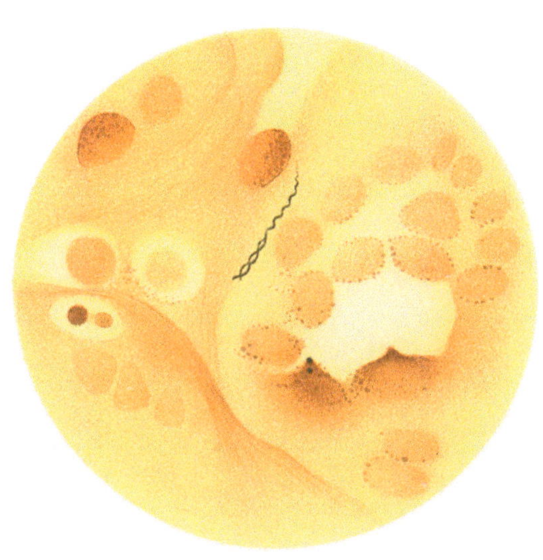

1 (1 : 2250)

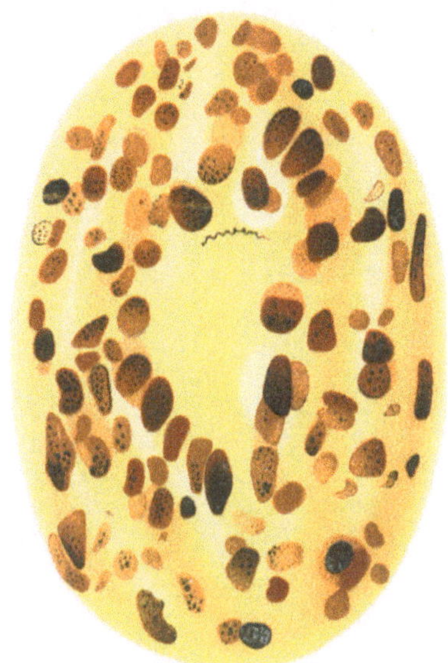

2 (1 : 1000)

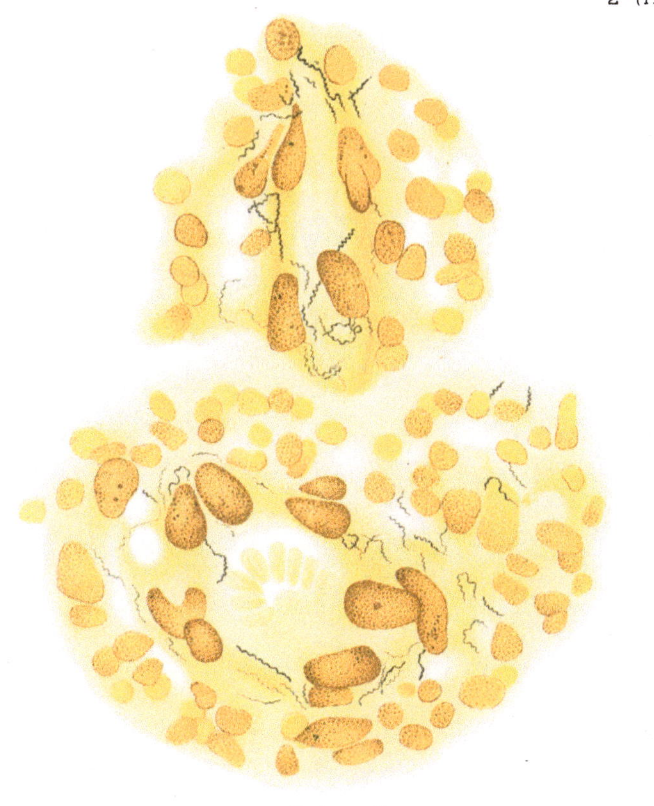

3 (1 : 1000)

Verlag von Julius Springer in Berlin.

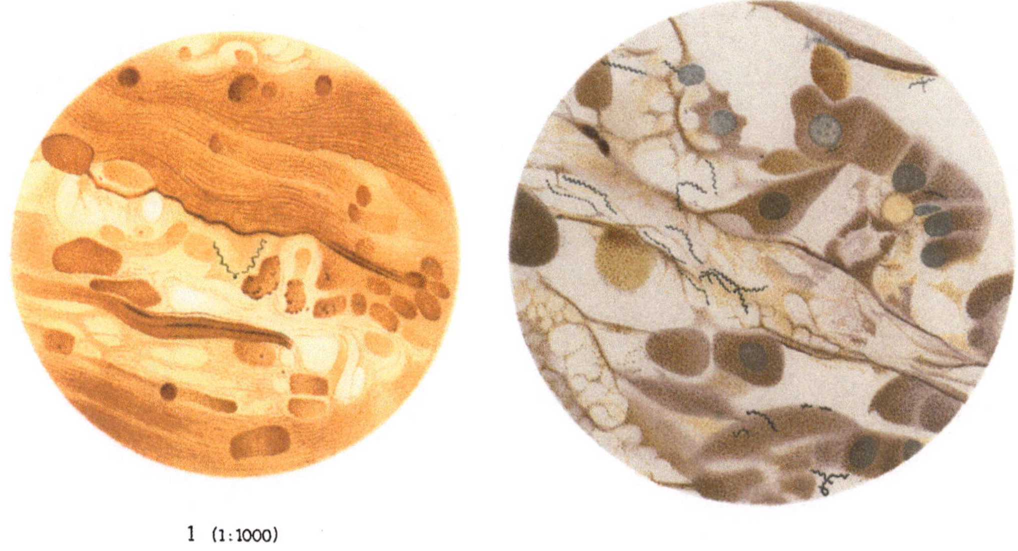

1 (1:1000)

2 (1:1000)

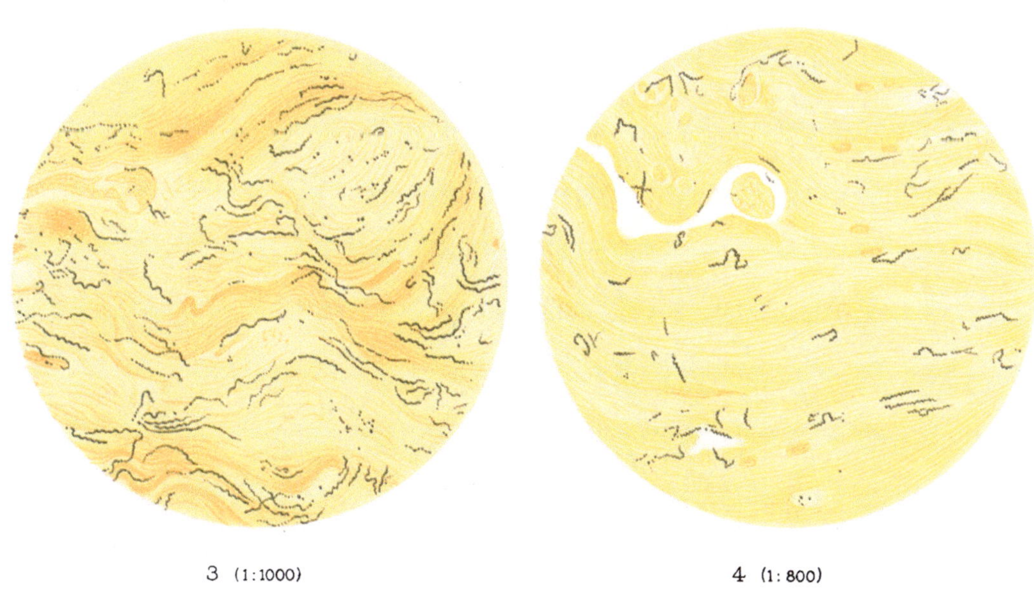

3 (1:1000)

4 (1: 800)

Verlag von Julius Springer in Berlin.

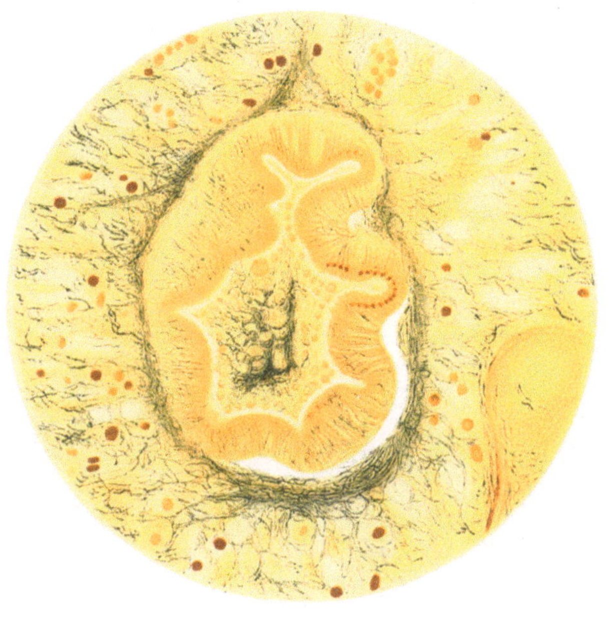

1 (1:330)

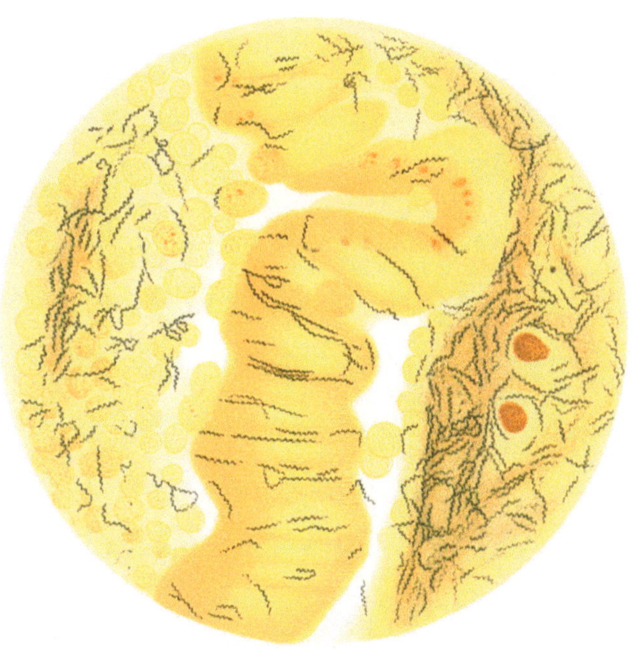

2 (1:1000)

Verlag von Julius Springer in Berlin.

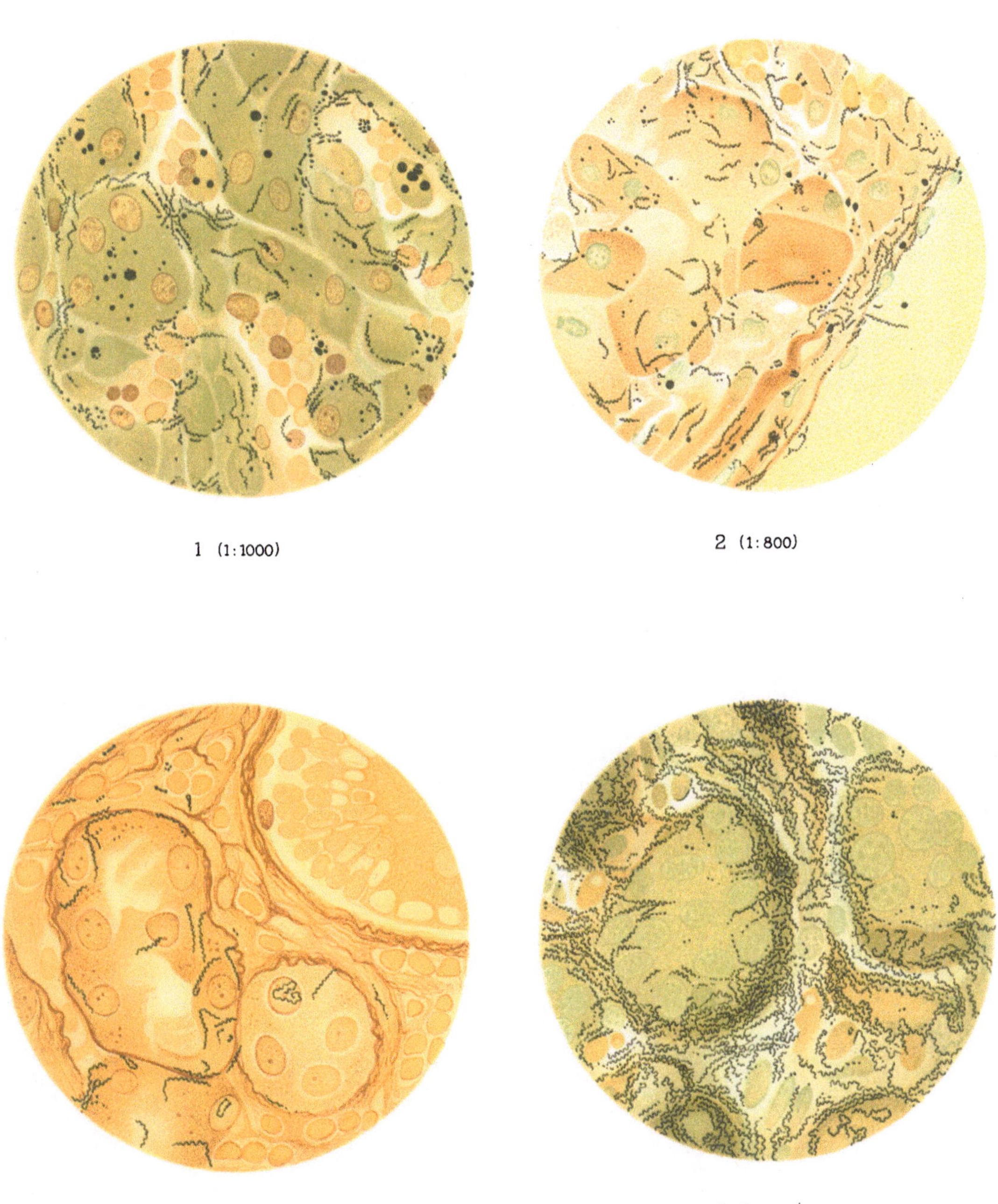

1 (1:1000)   2 (1:800)

3 (1:1000)   4 (1:1000)

Verlag von Julius Springer in Berlin.

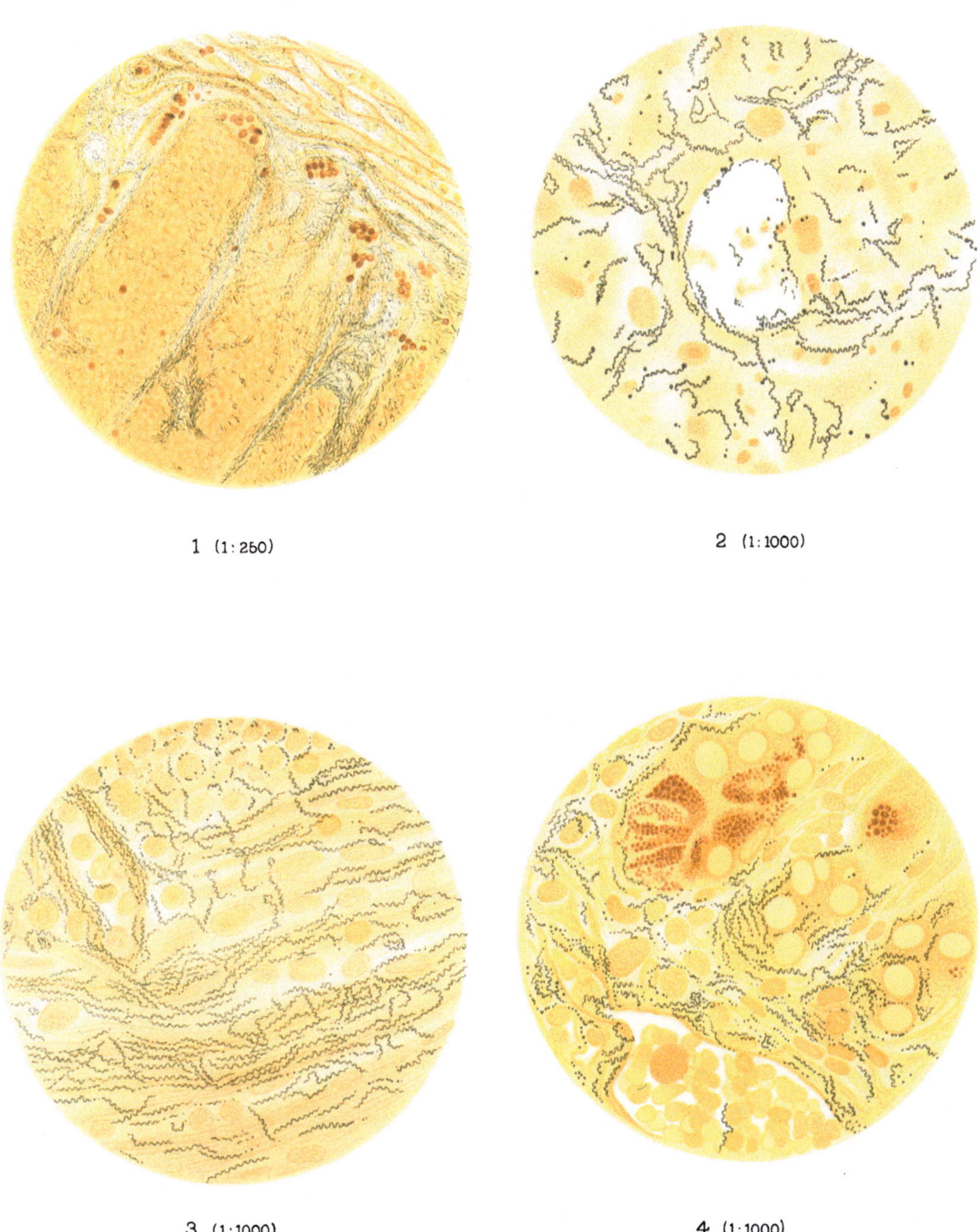

1 (1:250)　　　　　　　　　　2 (1:1000)

3 (1:1000)　　　　　　　　　　4 (1:1000)

Verlag von Julius Springer in Berlin.

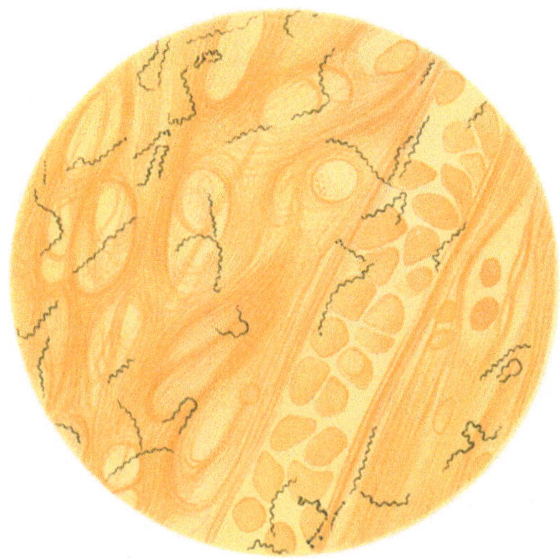

1 (1:1000)

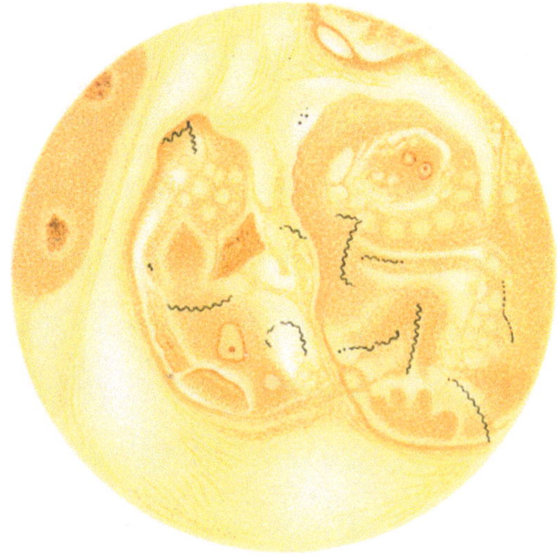

2 (1:1000)

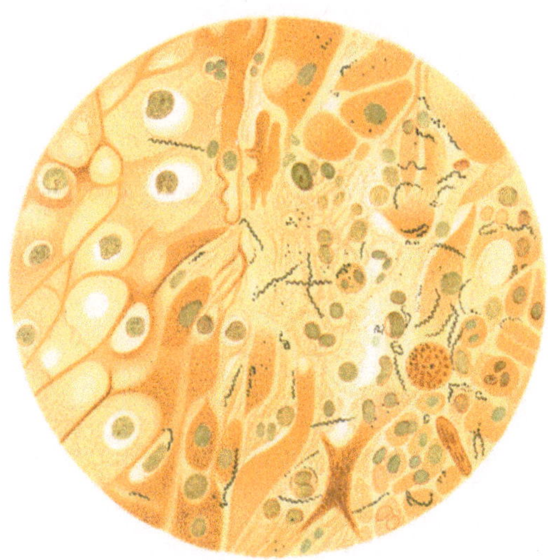

3 (1:800)

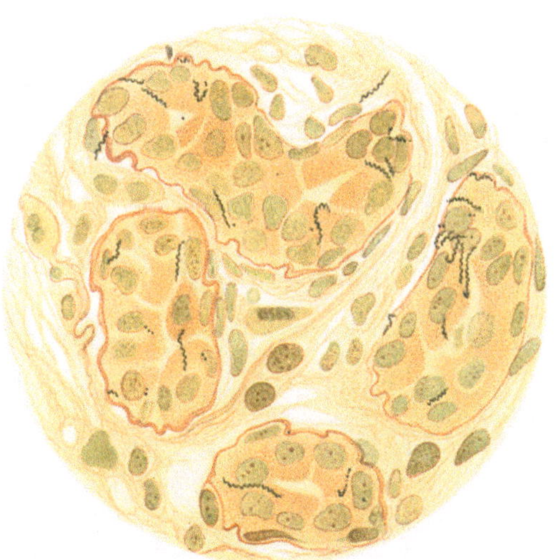

4 (1:800)

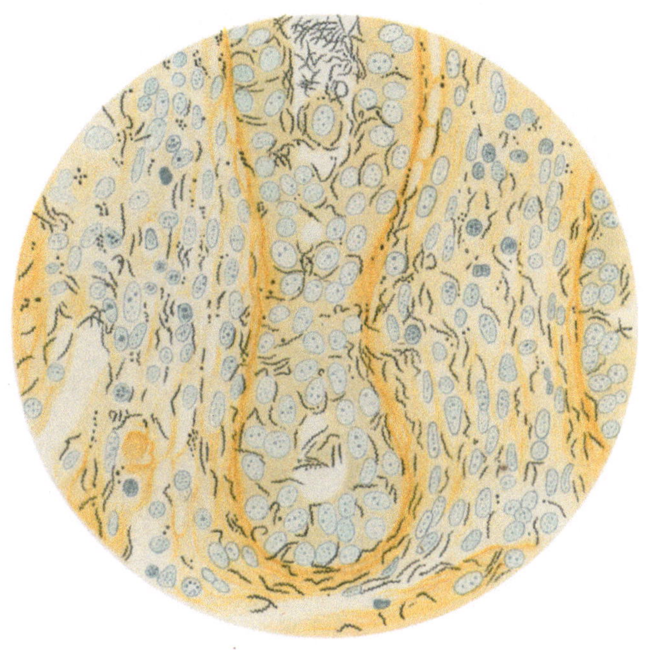

1 (1:750)

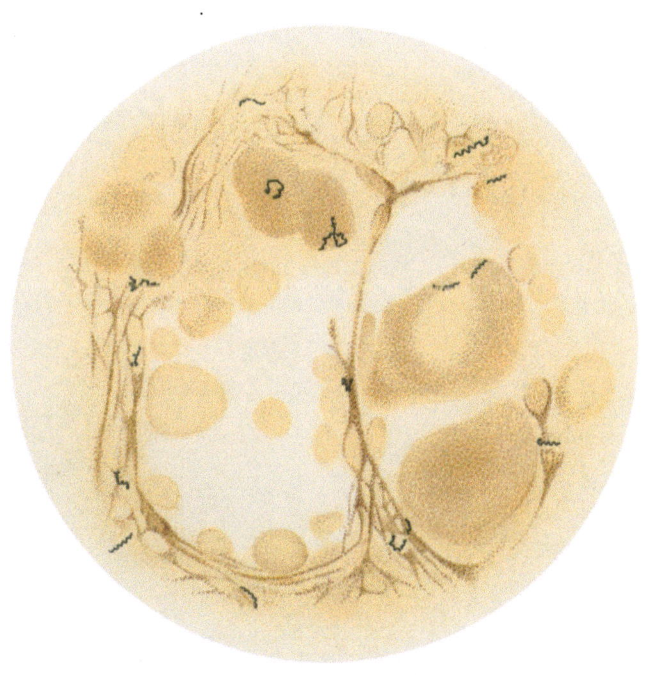

2 (1:1000)

Verlag von Julius Springer in Berlin.

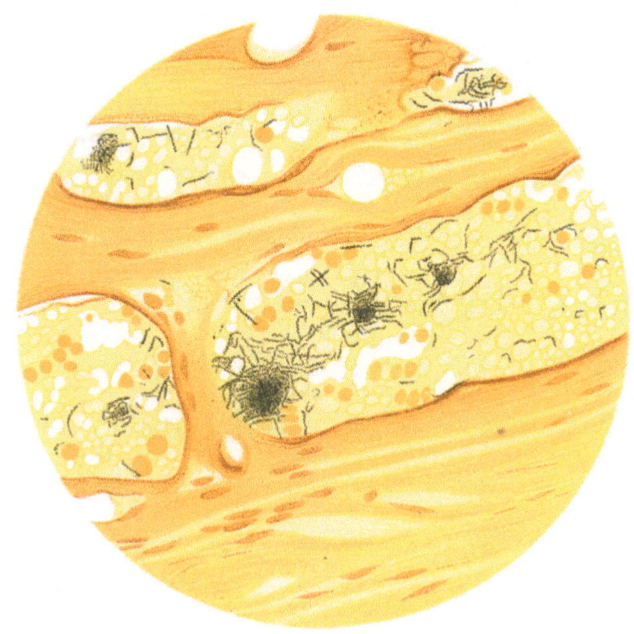

1 (1 : 500)

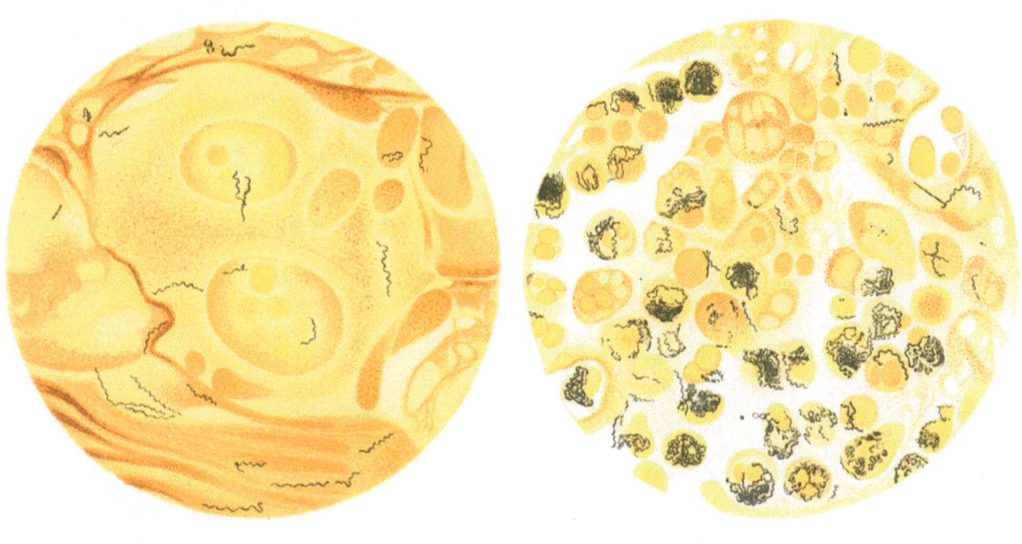

2 (1 : 1000)

3 (1 : 1000)

Verlag von Julius Springer in Berlin.

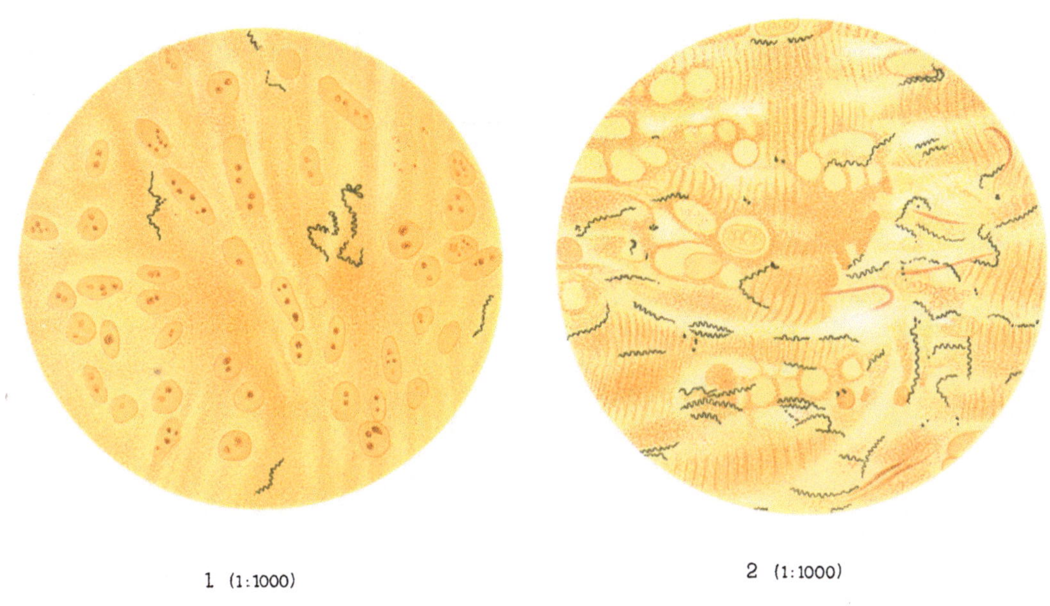

1 (1:1000)   2 (1:1000)

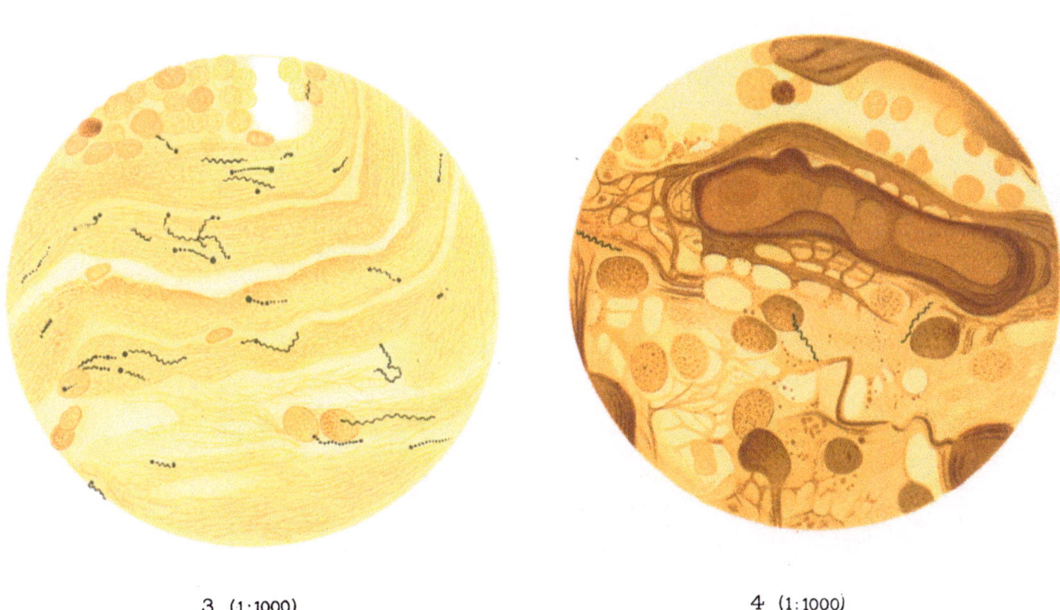

3 (1:1000)   4 (1:1000)

Verlag von Julius Springer in Berlin.

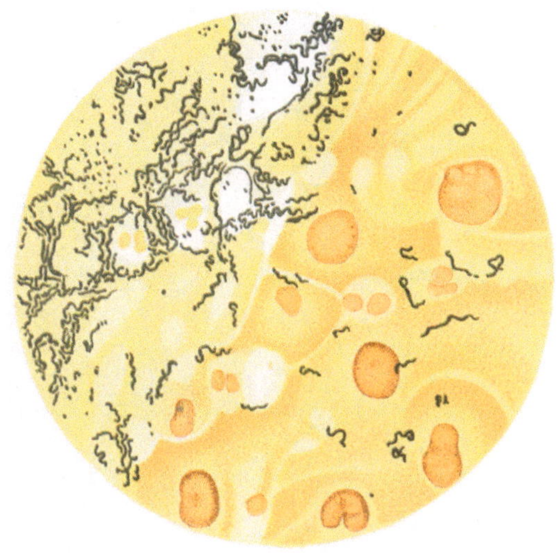

1 (1:1000)

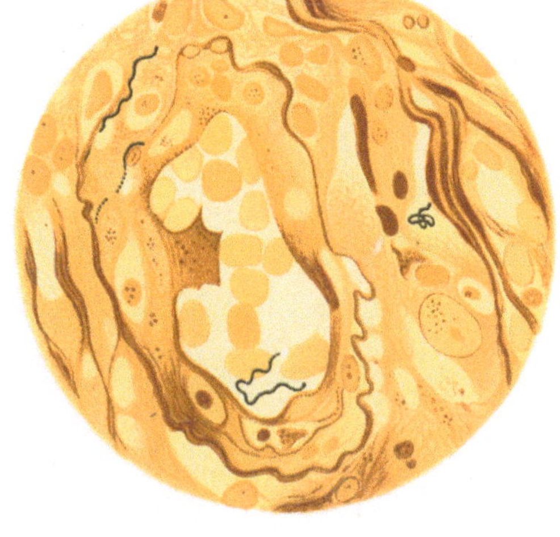

2 (1:1000)

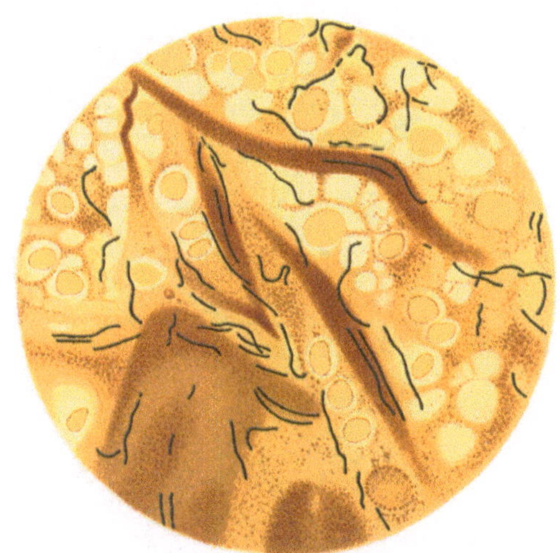

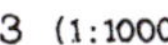

3 (1:1000)

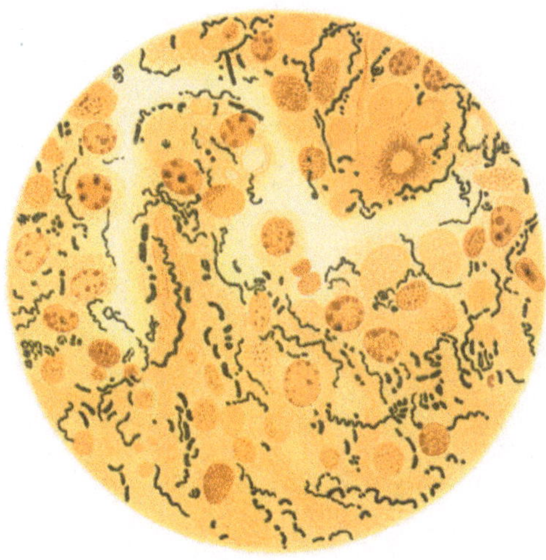

4 (1:1000)

Verlag von Julius Springer in Berlin.

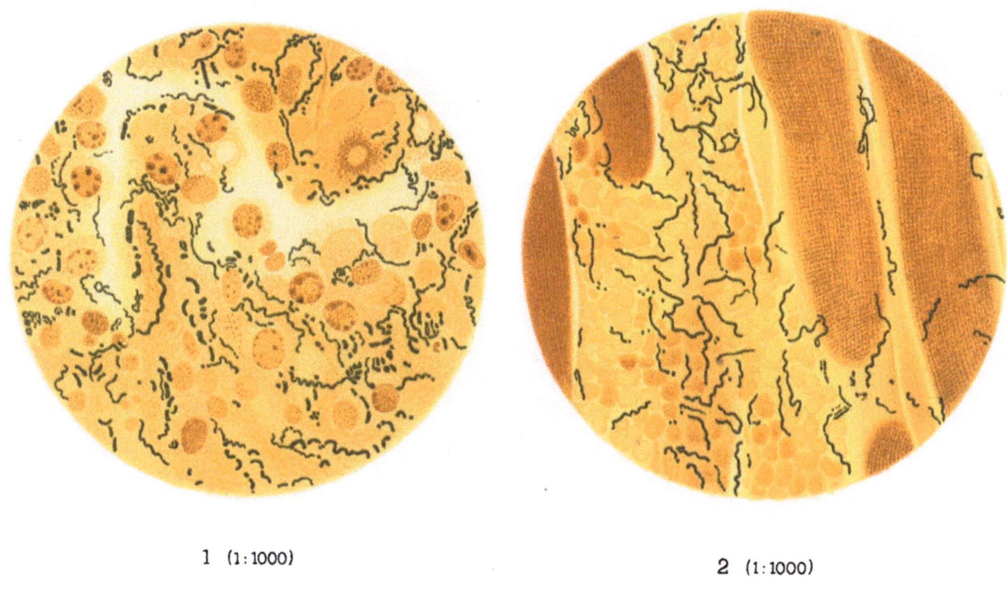

1　(1:1000)　　　　　　2　(1:1000)

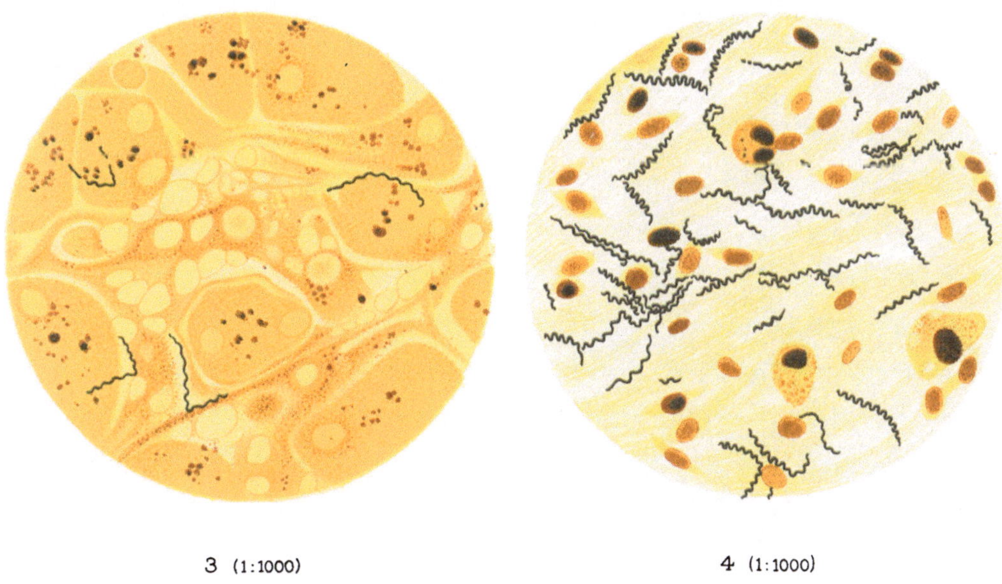

3　(1:1000)　　　　　　4　(1:1000)

Verlag von Julius Springer in Berlin.

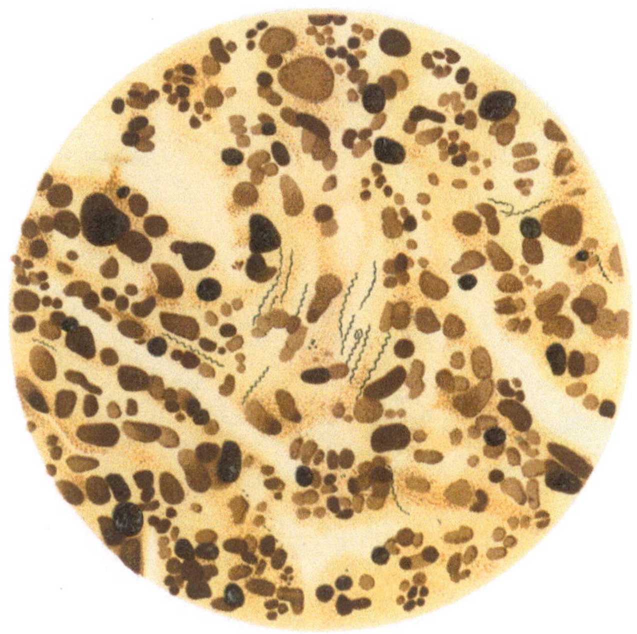

1 (1:1000)

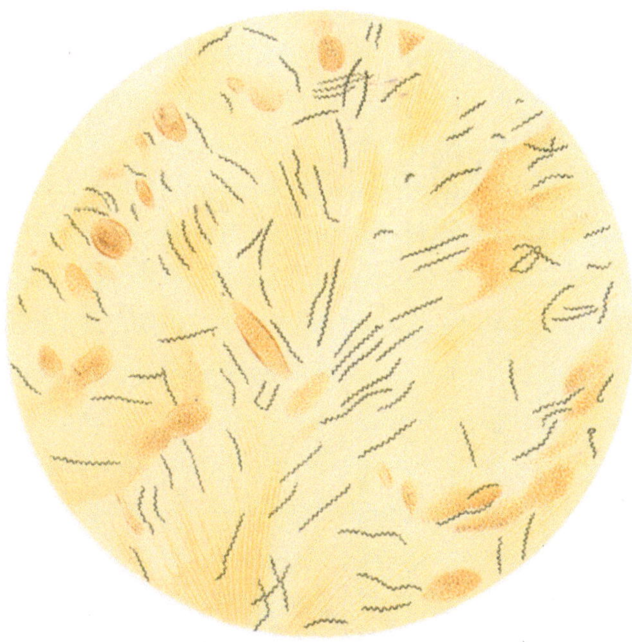

2 (1:1000)

Verlag von Julius Springer in Berlin.

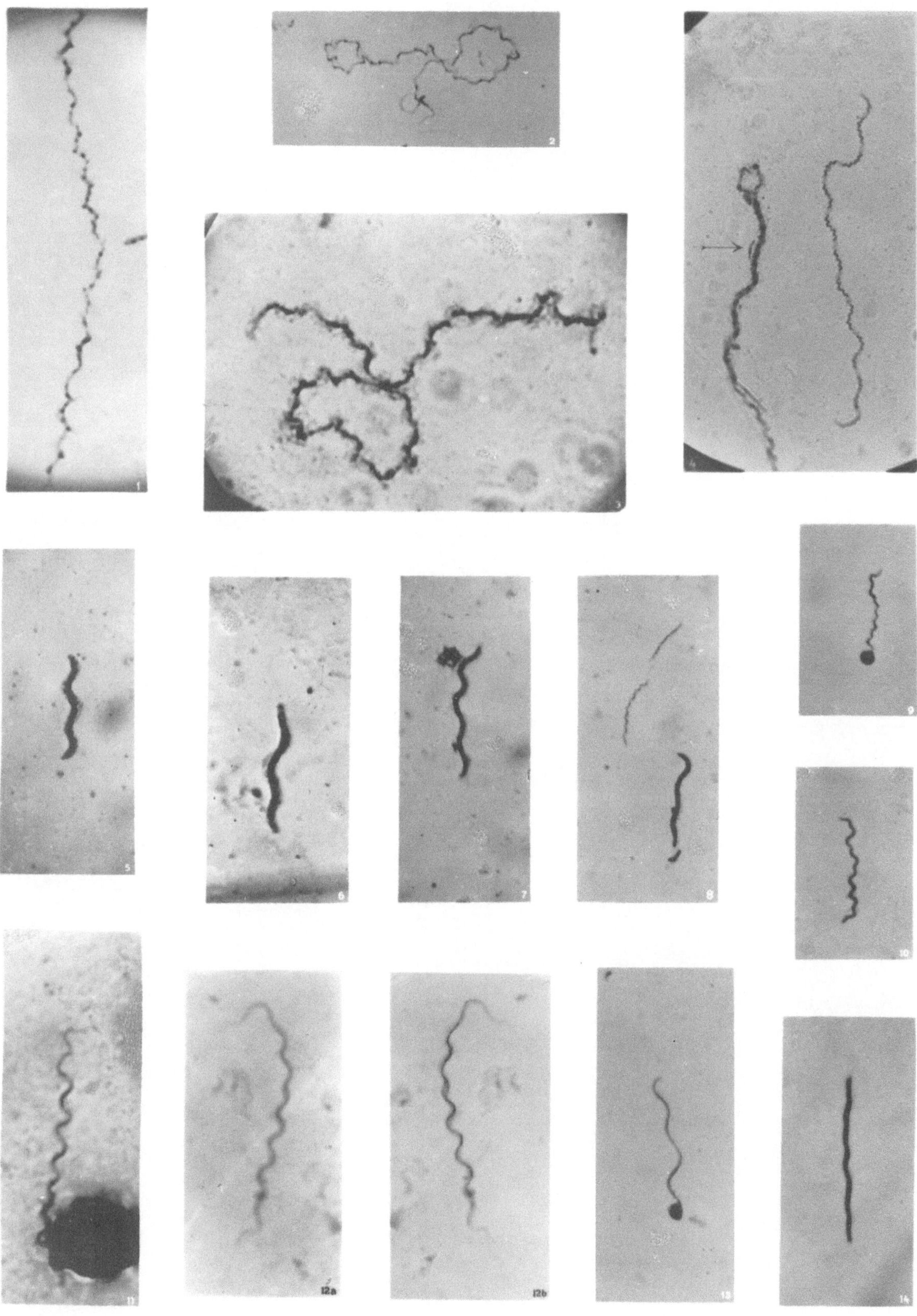

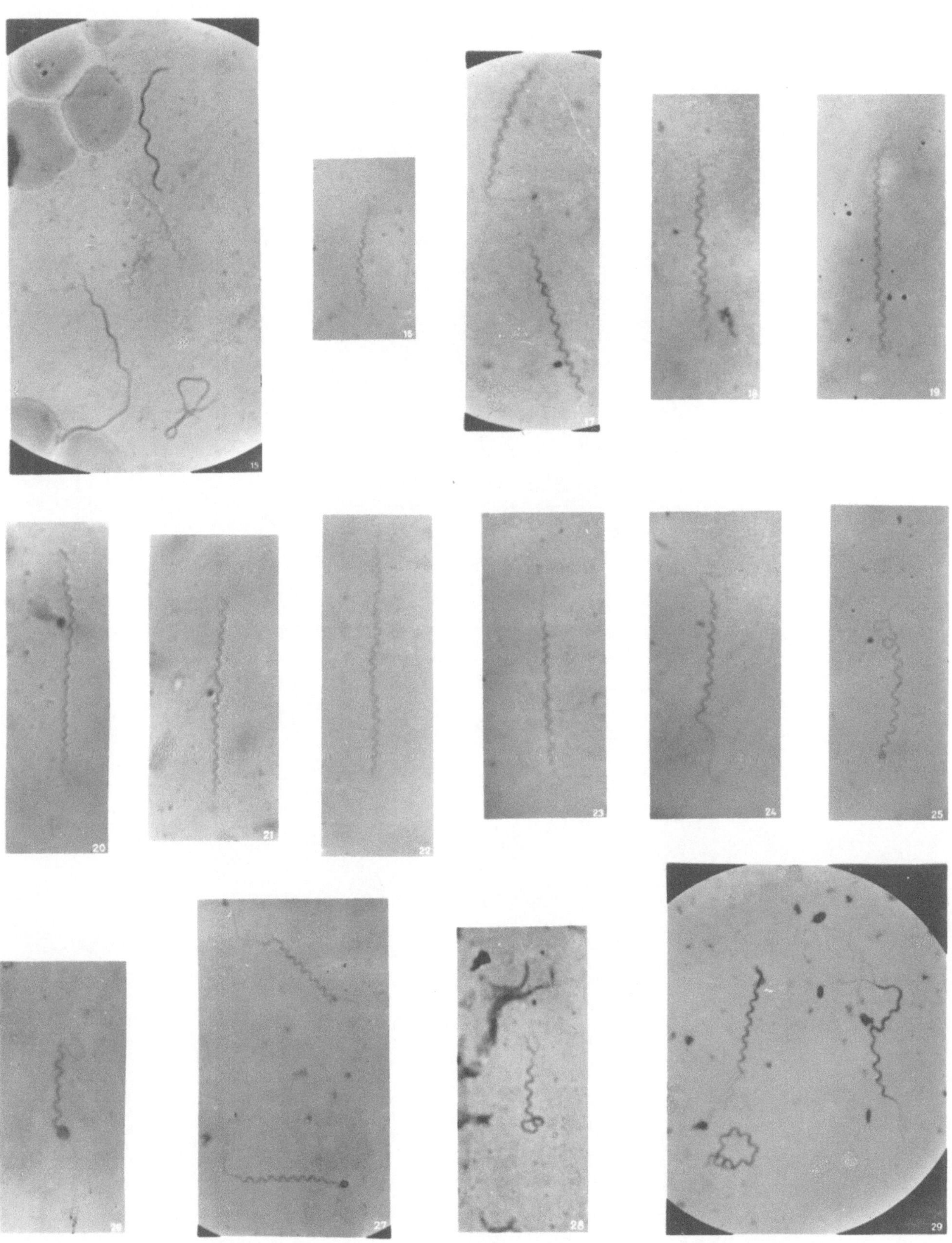

Verlag von Julius Springer in Berlin.

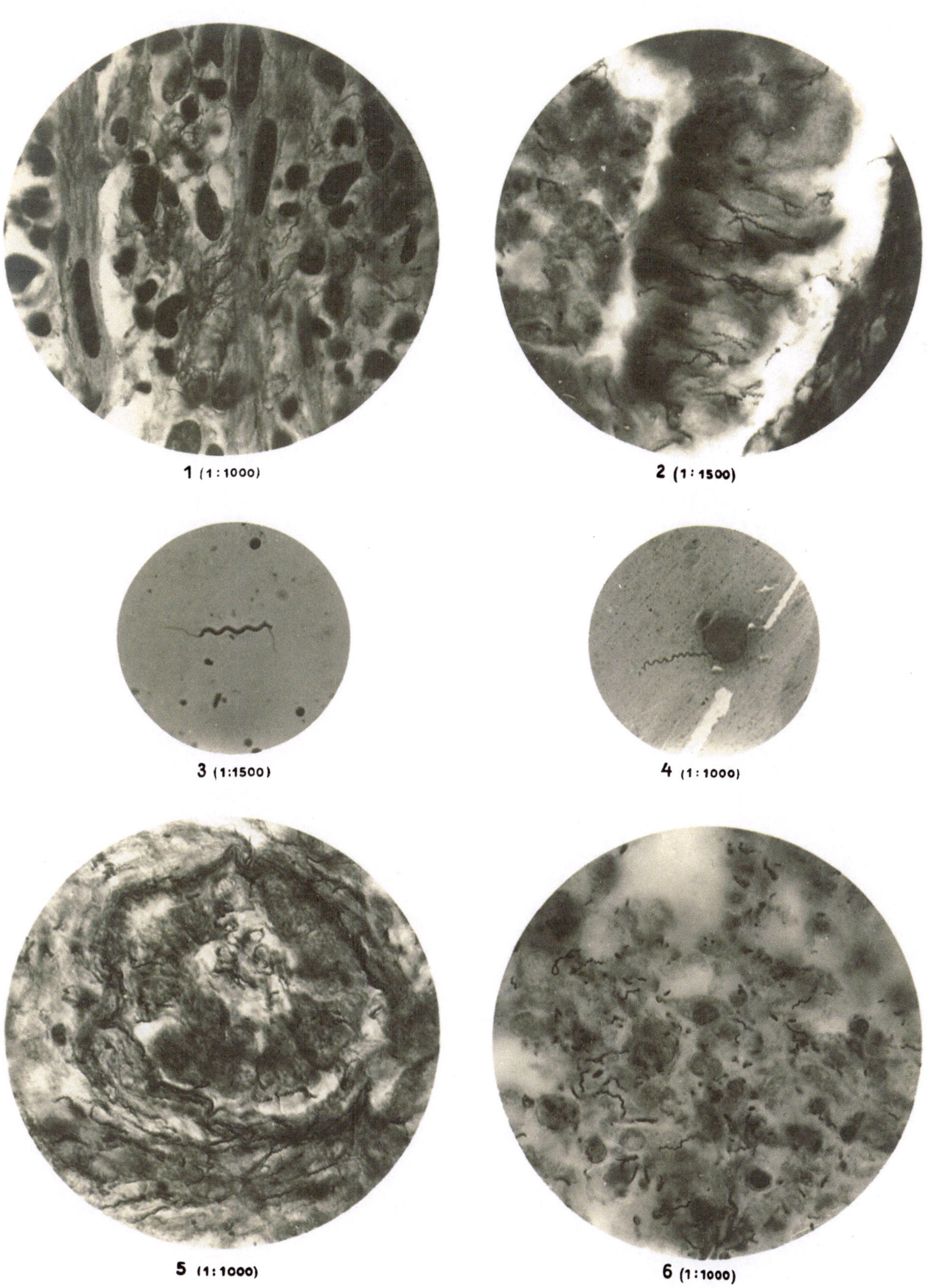

1 (1 : 1000)

2 (1 : 1500)

3 (1 : 1500)

4 (1 : 1000)

5 (1 : 1000)

6 (1 : 1000)

Verlag von Julius Springer in Berlin.

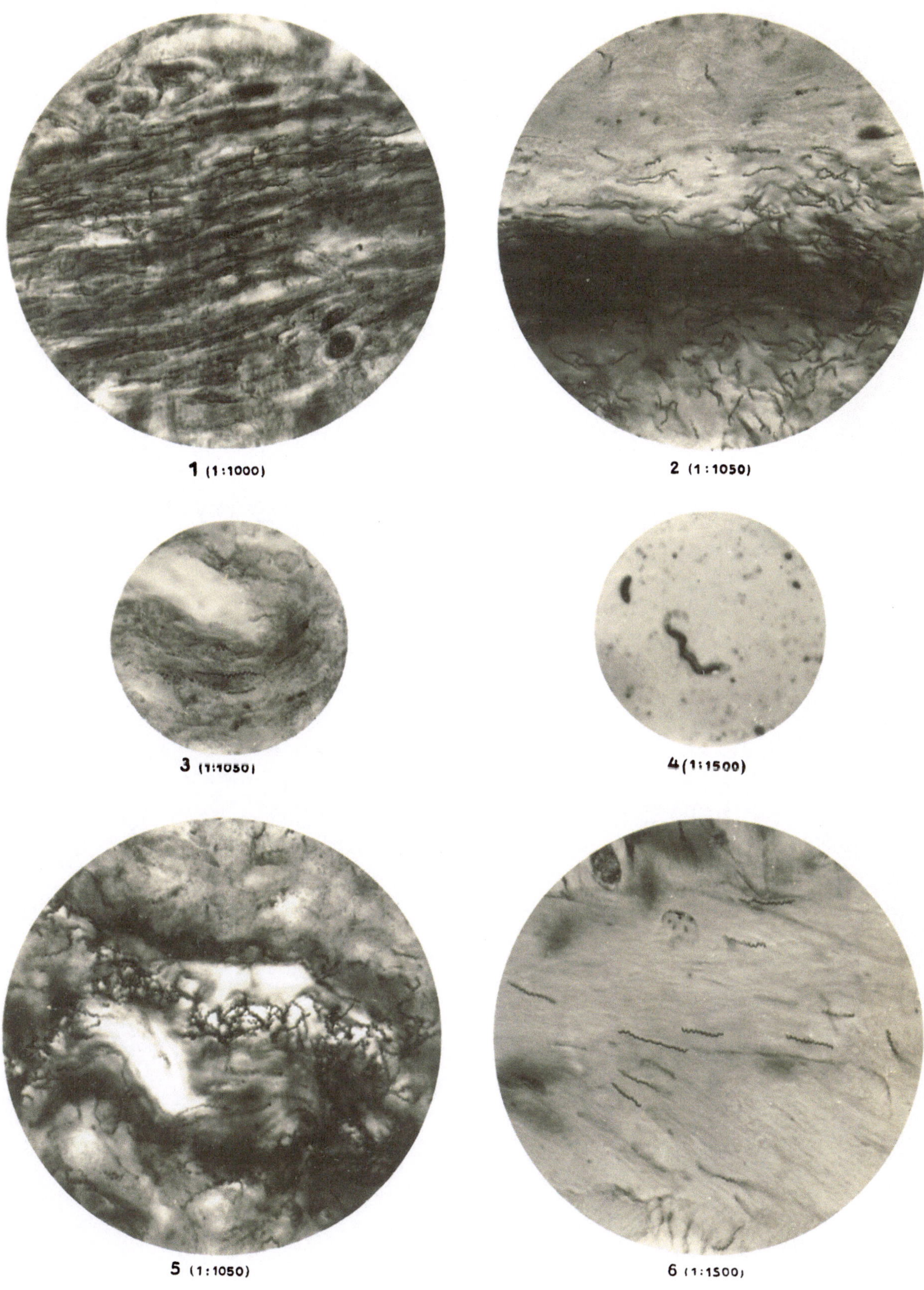

1 (1:1000)

2 (1:1050)

3 (1:1050)

4 (1:1500)

5 (1:1050)

6 (1:1500)